# あなたの少食が世界を救う

Koda
Mitsuo
甲田光雄

春秋社

★目次

**第一部　少食健康法 実践編**

## 第三章　少食が病気を治す——65

## 第四章 少食生活のすすめ

## 第二部　少食健康法 理論編

## 第四章　少食主義の思想　230

# 第一部　少食健康法　実践編

# 第一章　健康を失った経済大国・日本

## 1　肥満の溢れた国

バブル経済がはじけ、昨今は不況のさなかにあると言われる日本でありますが、まだまだ経済大国で、国民のＧＮＰは三万ドルを超えております。経済の急成長を遂げつつあるとは言っても、ＧＮＰがまだ千ドルにも達しておらない中国に比べたら、三〇倍以上もの大金持であります。そのため国民の大半は、豊かな食糧事情に恵まれ、毎日のように美食・飽食をくり返しているのです。

テレビを見ておりましても、「究極のグルメ」を求めて、全国各地を渡り歩く料理番組がほとんど毎日のように出てきます。その上、『全国大食い選手権大会』といった番組まで放映され、チャンピオンがラーメンを汁ごと二六杯食べたとか、タイ焼きを二三個平らげたとか、あるいは神戸牛のロース肉一皿二六〇gを九皿計二・三四kgも食べるということで、拍手喝采を浴びているわけです。

しかし、そんな風潮の結果として、肥満で悩む人が激増してきたではありませんか。しかも、大人だけではなく子供達の間にまで肥満が増えてきたのですから、これは日本民族にとって、健康を左右する大問題であります。

平成二（一九九〇）年に小児成人病学術委員会が、一万四七〇〇人の子供について肥満の程度を調べていますが、それによりますと、二〇％以上の肥満が全体の一三・六％を占め、一〇％前後の肥満も加えると、約五〇％に達することがわかりました。

つまり、二人に一人が肥満児だということです。

このような肥満児がそのまま大人になれば、糖尿病や高血圧症など、かつては「成人病」と言われた生活習慣病になる確率が高いというので、大問題になっているわけです。

実際にまた、肥満者の激増に比例して糖尿病や高血圧症、心筋梗塞などの疾患も増えてきているのです。

## 2　糖尿病が国民病

たとえば、山形大学医学部の佐々木英夫教授が、山形県舟形町の町民で四〇歳以上の成人二五四一名について調査しておられますが、それによると、糖尿病が九・五％つまり一〇人に一人、それに糖尿病予備軍といってもよい耐糖能障害（血糖値をうまくコントロールする能力が衰えたもの）が一五・四％もあったということです。

したがって、両者を加えるとだいたい四人のうち一人が糖尿病の注意信号を受けていることになります。

舟形町のような田舎町でさえも、このありさまですから、大都会では糖尿病患者はさらに増えているものと考えられます。

糖尿病は、肥満になると、発病しやすくなるということが最近よくわかってきました。肥満の人は、脂肪組織の脂肪細胞に脂肪滴がぎっしり詰まって、満員電車のように押し合い、脂肪細胞の細胞膜に接している滑面小胞体にも無理やり接触することになってしまいます（図１参照）。

この滑面小胞体から、脂肪を分解する酵素リパーゼが分泌されるので、滑面小胞体に接触した脂肪滴は次から次へと分解され、遊離脂肪酸となって血液中に出てゆきます。

その結果、血中の遊離脂肪酸がどうしても過剰となってしまいます。血液中の遊離脂肪酸が増えるにしたがって、膵臓から分泌されるインシュリンを受けとる身体の各組織は、感受性が鈍ってくるのです。そのため、膵臓からのインシュリン分泌をもっと増やせとの信号が出されっぱなしとなってしまいます。

その結果、当分の間は膵臓も頑張ってインシュリンの分泌を多くして、やりくりしておりますが、いつまでもそれが続くわけがありません。次第にインシュリンの分泌が悪くなってしまうのです。

これがつまり糖尿病ということになるわけです。したがって、糖尿病にならないためには、まず肥満を予防することが先決問題であります。それには何と言っても、食べ過ぎにならぬよう注意する必要があります。それも、できるだけ肉食を控えることが大切な食養生となるのです。

図1　脂肪細胞

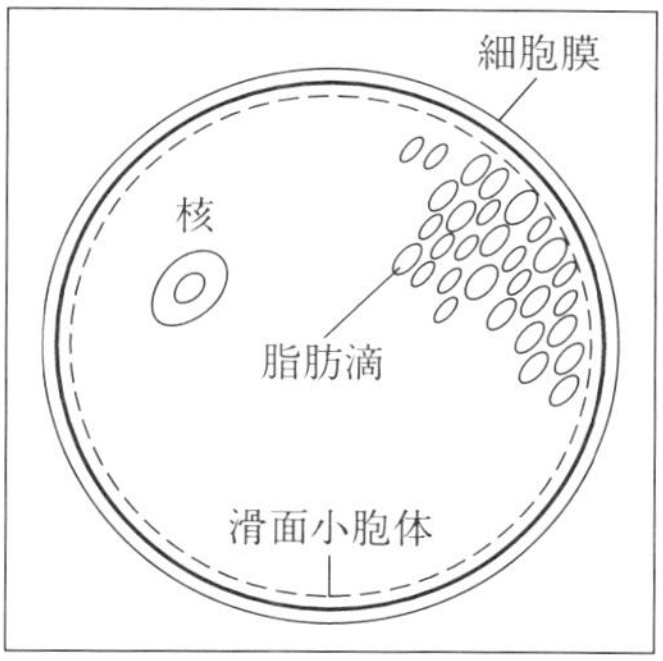


山梨医科大学の佐藤章夫教授の研究によりますと、同じ熱量（カロリー）の食事でも糖質の少ない場合、つまり肉類・脂肪の多い動物食では、血液中の遊離脂肪酸が著しく増えるため、組織のインシュリン感受性が低下する結果、糖尿病になりやすいということがわかりました。つまり耐糖能の衰えを招くことになるからです。

もし皆さんが血糖値を検査して、空腹時は七〇～八〇

mg／dlと低い値が出たのに、糖負荷後、一時間、あるいは二時間目の血糖値が二〇〇mg以上となったような場合は、検査の前日、前々日に肉食の多い食事をしたのかどうか一度調べてみることです。

そして、糖質の多い食事に切り替えてもう一度血糖値の検査（糖負荷検査）を行なってみて下さい。前回とは違って、糖負荷後の血糖値がずっと低くなっている場合が少なくないのです。以上のごとく、糖尿病の予防には肉食が過剰にならぬよう注意することが肝要なのです。

一九九七年十一月、厚生省が二〇歳以上の五八八三人について調査した結果では、八・二％が糖尿病であったということです。全人口に換算すると六九〇万人が糖尿病で、それに予備軍も加えると一三七〇万人となってしまいます。糖尿病は国民病と言わなければならない時代になってきたわけですが、今こそ、私達は食生活の改善を真剣に考えるべきではないでしょうか。だいたいにおいて、動物食を控えた菜食の腹七分主義を守っておれば、以上のごとき糖尿病の激増は未然に予防できるのですが……。

しかし、人間の持つ美食・飽食への欲望が想像以上に強いことを考えると、やはり、行きつくところまで行かないと改まらないのかもわかりません。

## 3　高血圧症が三〇〇〇万人

一方、同じ生活習慣病の高血圧症も糖尿病の増加と並行して、たいへん、多くなってきております。

一億二六〇〇万の全人口の約二五％にあたる人達が高血圧症で、子供達を除いた成人では、約三人に一人は血圧が高くて、将来に問題をかかえているという現状であります。それは高血圧が続いていると、動脈硬化症をはじめ、いろいろな生命の危険をともなう病気が発生してくるからです。

たとえば死因の第二、第三位を占めている心筋梗塞や脳卒中なども、高血圧症が大きな原因の一つとなっているのです。したがって、私達が「すこやかに老いる」という生涯を全うするためには、ぜひこの高血圧症についての適切な予防と治療を行なっておく必要があるわけです。そして、この高血圧症も肥満が主要な原因となっているのです。その理由としては次のようなものが挙げられます。

まず第一に、肥満になると血液中の遊離脂肪酸が増えてきますが、そのため身体の組織はインシュリンを取り込む感受性が低下するということを前に述べておきました。そのため膵臓からのインシュリン分泌が多くなり、高インシュリン血症になってきます。その結果、腎臓の尿細管でナトリウムを再吸収する作用が強くなり、これが血圧を上昇させる原因となってくるわけです。

つまり塩分が尿の中へ排泄されにくい身体になってしまうからです。

私達は、血圧が高くなると、減塩食をするようにと医師から注意を受けるものですが、肥満している人は、減塩食をしていても、尿から塩分が排泄されにくいというのでは困るでしょう。だから、血圧を下げるためには、まず肥満を解消しておくことが肝要だというわけです。

第二に、高インシュリン血症になると、自律神経の交感神経が強く作用するため、これまた血圧の上昇を招くことになるのです。

第三に、肥満になると、レプチンという食欲を抑制するホルモンに対する感受性が鈍くなるため、血中のレプチン濃度が上昇してくることが最近の研究でわかってきました。レプチンというホルモンは、脂肪細胞から満腹時に分泌され、それが脳へ行って、脳の満腹中枢を刺激して食欲を抑えるので、体重のコントロールに重要な役割を持っているのです。

ところが、太り過ぎてレプチン濃度が上昇している人は、血圧が高くなるということが、京都大学医学部第二内科（中尾一和教授）の益崎裕章、小川佳宏両先生の研究で明らかになったのです（この研究成果は、一九九八年九月、日本高血圧学会で発表）。つまり、レプチンという食欲を抑えるホルモンとして、肥満者に喜ばれる薬になると期待されていましたが、一方で血圧を上昇させる作用もあるとわかって、専門家には頭の痛いことでしょう。やはり、痩せるためには薬に頼るより、本人自身の強い自覚と意志力が必要であるということになりましょうか。

以上でおわかりのように、高血圧の治療には単に塩分を減らすだけでは駄目で、肥満も一緒に治すという方針で少食療法を開始されるようおすすめしたいのであります。いや、むしろ減塩よりも、少食の方に重点を置いていただきたいのです。

少食を実行した場合にどれだけ血圧が下がるかについて次のような研究報告もあります。すなわち一日三二〇キロカロリーという超少食を二週間続けたら、高血圧症の患者さんの九〇％が正常血圧になったというのです。また一日八〇〇キロカロリーの少食を三週間続けた場合は、約六〇％が正常範囲の血圧に下がったということです。

したがって、減塩食よりも減食（少食）の方がより効果的であると言えましょうか。

もし、日本の成人達が皆腹七分の少食主義を実行されたら、おそらく高血圧症に悩む患者さんが激減してしまうであろうと思います。

## 4　三、四人に一人がガンで死ぬ時代

次は肥満とガンの関係について、少し述べておくことにします。

ガンで亡くなる人は、年間約二七万人で、日本では死因のトップになっております。その内容をよく調べてみると、食事の摂り方によって、ガンになる臓器の種類が大きく左右されるということがわかってきました。

日本では戦前、胃ガンや子宮ガンなどで亡くなる人が多かったのですが、最近はそれよりも、肺ガン、大腸ガン、乳ガン、前立腺ガンなどが増えてきているのです。

これは私達が食べ慣れてきた和食、すなわち大根やニンジン、小芋、豆類それにイワシやサバ、ニシンなどを副食とした米食中心の日本の伝統食から、ステーキやトンカツ、グラタンな

ど動物食の多い欧米風の食事が広く国民に親しまれるようになったためなのです。

子宮ガンでも、昔は子宮頸ガンが九五%を占め、子宮体ガンはわずか五%程度であったのに、最近では二〇%も占めるほどに増えているのです。乳ガンもその例外ではなく、女性のガン死では子宮ガンを抜いてトップの座を奪うほどに増えております。

乳ガンは肥満と密接な関連があると言われるだけに、現在のように肥満者が年々増えている日本の社会では、将来さらに増え続けるであろうと予測されているわけです。乳ガンの発病には、女性ホルモンが促進的に作用しているということがわかっておりますが、肥満している女性ではこの女性ホルモンが更年期を過ぎても急激には減らないのです。

図2　乳ガン発病数と年齢の関係

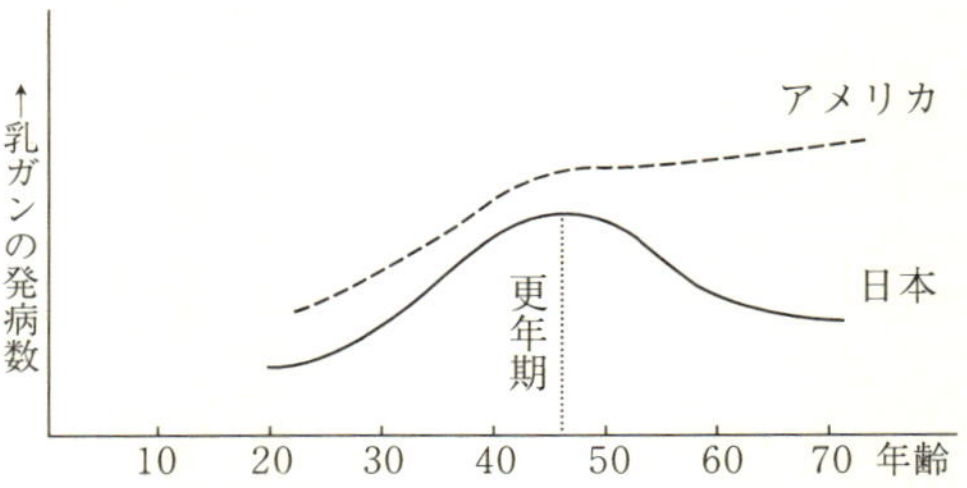


乳ガンの発病数と年齢との関係は、だいたい図2のようになっております。従来は更年期を過ぎると、その発生率は減ってくるのが普通でした。これは、更年期を過ぎて女性ホルモンの分泌が激減するため、乳ガンになる比率も下降してくるものと考えられるわけです。

一方、アメリカの女性達は、更年期を過ぎても、乳ガンは減らずにむしろ増加の傾向を辿るのですが、その理由は、アメリカの女性には肥満が多いからであります。

太り過ぎた人は、更年期を過ぎても、脂肪組織の中で女性ホルモンが作られるのです。脂肪組織の中にあるアロマターゼという酵素が、副腎から分泌される女性ホルモン前駆体を女性ホルモンに変えてしまうので、更年期を過ぎて卵巣で作られる女性ホルモンは減っても、全体としては、日本の女性のように急激な下降はみられないのです。そのため、乳ガンの発生は更年期を過ぎてからもあまり減ってこないのです。それは肥満者が圧倒的に多いからです。

同じ肥満と言っても、日本の女性達の肥満に比べるとそのスケールが違います。日本女性の肥満は、まだまだその程度が軽いのです。

しかし、最近は日本の女性にも目を見張るほどに太った人が増えてきております。先日も駅の階段で、腰まわりが筆者の三倍くらいはあるだろうと思われる女性が、「よっこらしょ」と一段一段昇ってゆく姿を見かけましたが、このような女性達が増えるにしたがって、乳ガンの発生率はさらに増加するに違いないと考えられます。

一方、大腸ガンも肉食の増加に比例して、その発生率が上昇するということが疫学的調査によって明らかになっております。動物性脂肪の消費量が増えるにしたがって、私達はそれを消化するため、胆汁の分泌量も増やさねばなりません。この胆汁の中に含まれている胆汁酸が大腸に到達して、発ガン物質に変わるということがわかってきたのです。そのため、肉類の消費量が増えるにつれ、大腸ガンが増えてくるのは当然のなりゆきと言ってもよいでしょう。

いずれにせよ、私達が日本の伝統食を離れて欧米風の洋食を摂り入れたことが、ガンの発生率を増やしているのだとすれば、これを、いまのうちに改良しておく必要があるわけです。特に、肉食の消費量が目立って増えている食事内容を改めて、日本の伝統食に戻ることを筆者は提唱したいのです。そして、これ以上肥満者が増えないよう腹七分の菜食主義を全国民が実行されるようおすすめするわけです。

現代医学が長足の進歩を遂げ、ガンも治る時代になったと言われる中で、年々ガンで亡くなる人が増えているという現実を真剣に考えるべきではないでしょうか。

## 5　若者にも痛風が激増

痛風は、血液中の尿酸値が上昇して、高尿酸血症の状態が続き、それが土台となって発病してくるものです。高尿酸血症の人が皆この病気になるとは限りませんが、なるべく早目に正常の尿酸値になるよう注意して、生活内容を改めておくことが肝要です。

この病気は、俗に〝贅沢病〟と言われていたもので、昔は裕福な家庭のご主人とか、お相撲さんのように、一般市民では食べられないような贅沢なものを毎日腹一杯食べ、その上アルコール類も人後に落ちないという大酒家達が罹《かか》るものと考えられていたものです。ところが最近は、この痛風が一般のサラリーマンや若者達にも増え、決して珍しい病気ではなくなってしまいました。血液検査で、高尿酸血症ですよと注意を受ける人達が非常に多いのです。しかし、まだ何も自覚症状が現われておらない間は、軽く受けとめ、食養生などを真剣にやらない人が多いのです。

その結果、ついに痛風の発作が起こってくるようになります。一番多いのは足の親指に出てくるもので、夜間又は早朝、急に激烈な痛みが走り、やがて患部は赤く腫れ、熱を持ってきます。この痛みに襲われるとびっくりしてすぐ病院へということになるわけです。

尿酸が血液中に増えてくる原因の一つは、尿酸の産生量が多くなることです。それには尿酸の材料となる、プリン体の多いものを食べ過ぎないように注意することも大切な養生法となります。また高タンパク食も尿酸の産生を増やしますから、要するに肉類（内臓も含む）などを食べ過ぎないことです。

また、アルコール類もプリン体を増やす原因となりますから、その量を控えなければなりません。特にビールが要注意です。プリン体が意外と多く、ビール党に痛風が増えているのはこのためです。

全体としては、栄養過剰が最大の原因となっているので、後述するような玄米菜食主義を守り、それもできるだけ腹七分の小食にとどめておくことが肝要な食養生となるのです。

また、尿酸の排泄が悪くなるために血液中の尿酸が増え、痛風になる場合もありますし、尿酸の産生量も多い上に排泄も悪いという合併した患者さんも少なくありません。

ここでも、肥満が、尿酸の排泄が悪くなる原因とされています。

したがって、現在のように肥満者が激増している日本の社会で、痛風が増えてきたのは当然のことと言わねばなりません。

以上のことから、飽食・美食の弊害がいかにいろいろな病気におよんでいるかおわかりいただけるでしょう。

## 6　三人に一人がアレルギー病で悩む

実はアレルギー病も、その例外ではないのです。文明病とも言われるアレルギー病も、美食・飽食が大きな原因の一つになっていることを筆者は確信しているのです。

アレルギー病には、アトピー性皮膚炎をはじめ、気管支喘息、アレルギー性結膜炎、アレルギー性鼻炎（花粉症もその中に入る）および食物アレルギーなどありますが、その発症のメカニズムは皆同じなのです。病気の起こってくる場所と、その症状が違うだけです。つまり体外（外環境）から、抗原となる物質、たとえばダニやカビ、花粉、そして食物（主として、大豆や卵、牛乳などのタンパク質）などが体内へ侵入してくると、それに対応した抗体（IgEやIgGなど）が体内で作られ、組織の中にある、肥満細胞の上に乗っかります。そこへさらに体外から、同じ抗原が侵入してくると、その抗体とドッキングする結果、肥満細胞に脱顆粒現象が起こり、細胞の中からヒスタミンやロイコトリエンなどのケミカルメディエーターが放出されることになります（図3参照のこと）。

このヒスタミンやロイコトリエンなどが、皮膚の組織を刺激することにより、強い痒《かゆ》みが起こり炎症が現われ、発赤がひどくなってアトピー性皮膚炎特有の症状が出てくるのです。この抗原・抗体反応が、気管支の粘膜の中で起こると気管支喘息の症状が現われ、また鼻や眼の結膜内で反応が起こると、アレルギー性の鼻炎や結膜炎となってくるわけです。

図3　脱顆粒現象

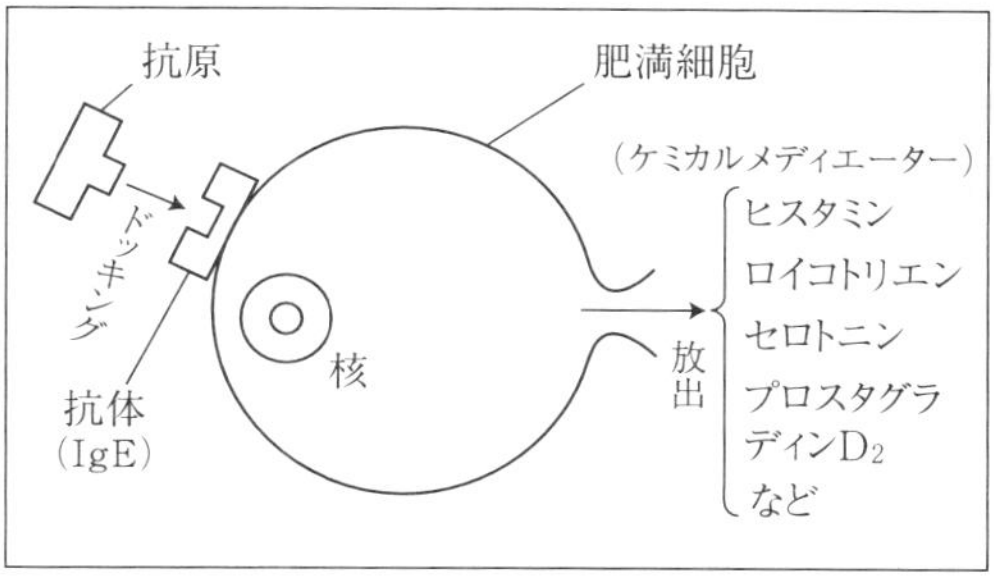


ようするに、抗原となる物質主としてタンパク質が私達にとっては異物でありますが、それが体内へ侵入してくるため、これらの異物を捕捉して処理し、体外へ排除するための反応が症状として表《おもて》に現われているのがアレルギー病というものです。したがって、このアレルギー病を予防し治療するためには、まず環境を浄化し、抗原となる物質を根絶する必要があります。しかしその実際となると、到底不可能ではないかと思われるほどの大仕事になってくるのです。

体内へ侵入してくる抗原を、私達の社会で起きた事件の犯人と仮定すると、犯人は浜の真砂のごとくその数には限りがないでしょう。その犯人を皆ことごとく調べることなど到底できないと考えてよいでしょう。ここで筆者は、外部環境だけではなく、内部環境つまり腸管内の汚染が特に問題になってくることを強調したいのです。

一般には外部環境に存在する抗原、たとえばダニや花粉、カビなどを問題にしておりますが、大きな盲点となっているのは、実は腸管内にある抗原であります。この抗原は腸管内に渋滞している排泄内容物、つまり、これを筆者は「宿便」と呼んでいるのですが、この宿便の腐敗と発酵によって産生される未知の抗原が、アレルギー源となっていることを警戒しなければならないのです。宿便の問題については、また項を改めて後で詳しく説明することに致しますが、断食療法を長年研究してきた筆者にとっては、宿便こそが万病の元だと断言してもよいと確信を持って申し上げたいのです。

アレルギー性疾患もその例外ではありません。断食とその後に続く少食療法によって、それまで腸管内に渋滞していた宿便が排泄されると、アトピー性皮膚炎や気管支喘息などの難病が、劇的に治ってくる姿を数多く観察していると、いったい、この宿便を出さないで、どうしてアレルギー病が治るのかと思わずにはおられません。アトピー性皮膚炎や気管支喘息などが、難治の慢性疾患と言われるのも、実は現代医学の先生方がこの宿便の問題にあまり関心を持っておられないからではないかと言いたいのです。

この宿便が腸管内に渋滞してくる大きな原因の一つに、過食と飽食があるのです。おいしいものを腹一杯食べた後にも、好物が目の前にあると手を出してそれをまた食べてしまう、といったようなことを、有史以来、最も恵まれた食糧事情の中で生活している現今の日本人の大半が、毎日のようにくり返しているのですから、これで宿便が渋滞しないわけがないではありませんか。その結果、腸管内で渋滞している肉類や卵などが腐敗・発酵する中で、人体に有害な分解物、たとえばアミン類などができるわけです。

動物性タンパク質の過食で、インドール・スカトール・フェノールなどが多量に発生すると、当然腸管内の環境は悪くなり、これが腸内細菌叢に大きな影響を与えることになります。つまり、善玉菌が減り、悪玉菌が増えてくるのです。

悪玉菌の中には、悪臭のガスを出すウエルシュ菌や、腸壁の粘膜を破壊するカンジダ（カビ）などもおるでしょう。カンジダによって腸粘膜が破壊され小さな傷（ビラン）ができると、その傷から各種の抗原が容易に体内へ侵入してきますが、これが問題なのです。これによって、アレルギー病が発症し、悪化することは当然のことです。

したがって、アレルギー病を予防し、また治療するためには、まずこの腸管内に渋滞している宿便を排泄することであります。そして、腸管内にできている、腸粘膜の微細な傷を治すことです。つまり、戸締まりを完全にすることなのです（後述八三ページ）。

これまで、アレルギー病の対策としては、環境の中に存在する各種の抗原（犯人）を調べてそれに対処することに主力が置かれてきました。この方法も確かに必要なことですが、すべての犯人をすべて調べ上げることが、いかに難しいかがわかった以上は、それに無駄なエネルギーを費やすより、犯人がいくら存在していても、それらが侵入できないように、戸締まりを完全にする方法を考えて、それを実行することが、今最優先されるべきアレルギー病対策ではないかと提唱したいわけです。してみると、腸粘膜を破壊して傷をつくるカンジダのような悪玉菌を、早急に排除することを考えるべきであります。

それには、何といってもまず宿便の渋滞をなくすことです。そのためには、過食・飽食という現今の私達のほとんどがやっている、誤った食生活を根本的に改めることが、肝要な食養生であると思います。これを改めることなく、飽食・美食を続けている限り、アレルギー病は減るどころかますます増え続けるに違いないでしょう。

昨今は花粉症のシーズンになりますと、巷には大きなマスクをかけて外出している人も少なくありません。だいたい日本人の十人に一人は、今花粉症に悩んでいると推測されております。またアトピー性皮膚炎では、六〇〇万とか七〇〇万という大勢の患者さん達が、何らかの治療を続けていると言われておりますが、年を経るほどにますます増えてきているのです。その原因の最大なるものは、過食・美食の誤った食生活にあると断言してもよいのではないでしょうか。このままでは近い将来、それこそ一億総「カユイカユイ病」に罹《かか》って悩むのではないかと筆者は考えているわけです。

専門家の中には、アレルギー病の増加してきた原因の大半は、文明が進歩し、文化生活が行き届いた結果、住宅や衣服それに各種の合成化学成分などにあると主張される方も少なくありません。なるほどそれも決して無視できない原因の一つでしょうが、筆者はやはり、食生活の誤まりが主であると主張したいのです。

それは、断食や少食療法で治ってきたアレルギー病の患者さん達が、環境浄化対策をほとんど行なっておられないからです。それにもかかわらず、見事にアレルギー病が治ってくる姿を見ていると、現在行なわれている一般の治療方針に強い疑念をいだかざるを得ないわけです。アレルギー病もやはり過食・飽食という誤った食生活に対する天の警告であると謙虚に受け止めて、心から反省することがその対策の第一歩であると言えましょうか。

甲田病院へは、アレルギー病に悩む患者さんのほかに、いろいろな難病、たとえば各種のガンや膠原病それに糖尿病、肝臓病などで長年苦しんできたが治らず、一縷《いちる》の望みをいだいて受診してこられる人が多いのですが、そのような患者さんに接してみると、それぞれ皆悪い癖を持っておられるのに気が付きます。その悪い癖が長年積み重なって、その人特有の病気が表に現われたということになるわけです。

最近、ガンや高血圧症、それに糖尿病など従来は成人病と呼ばれていた病気を「生活習慣病」と呼び変えることになりましたが、この病名がまことに理にかなっていると筆者は大賛成です。つまり、悪い生活習慣の積み重なりから、それぞれ特有の病気が出てくるわけで、このアレルギー病も実は生活習慣病の一種として考え、それによる対策を講じるのが本当の治療法であり、また予防法でもあると言えましょうか。

ところで、悪い癖（習慣）の中には、心の癖と肉体上の癖があって、そのどちらの癖も病気の大きな原因になっていることは確かです。この問題についても、また後の項で詳しく説明致しましょう。ここでは、食の誤りという悪い習慣（癖）が、アレルギー病の大きな原因となっており、それを改めることが治療と予防に必須の方法であると強調しておくことに致します。

# 第二章　半病人の原因は「鈍重肝臓」だった

## 1　肝臓病の断食療法

ここでは肝臓病の問題について、述べておきたいと思います。

肝臓病にもいろいろと種類があって、脂肪肝のように比較的軽い病気から、肝硬変とか肝臓ガンのように命にかかわる重い病気まであるわけですが、一般に問題となっているのは、肝炎、その中でも慢性肝炎で、よくマスコミなどでも取り上げられております。肝炎になる原因もいろいろありますが、そのほとんどはウイルス性肝炎で占められています。現在はその中でも、C型肝炎とB型肝炎がとくに私達の大きな関心を呼んでいるのです。

肝炎が慢性になり、それが長びくと、やがて肝硬変へと進展し、さらに肝臓ガンへと進むということがわかってきましたので、現在C型あるいはB型の慢性肝炎で治療を受けておられる人達は、将来「肝臓ガンになる」という大きな不安をかかえておられるわけです。B型およびC型慢性肝炎の患者さんは、合計すると全国で約三五〇万人くらいおられるだろうと推測されておりますので、この人達にとっては、慢性肝炎のうちに何とか治しておかねばという切なる願いがあるのです。

その治療法ですが、これまでは慢性肝炎に対する根治法はなく、主として対症療法が行なわれてきたものです。ところが最近になって、インターフェロンという強力な治療法が開発され、このインターフェロンによって肝炎とくにC型肝炎も根治できるものがあるとわかってきたのです。これによって、慢性肝炎の患者さん達にも大きな希望の光が見えてきたわけですが、しかしまだまだ厚い壁があって、それほど期待できるまでには至っておりません。

C型肝炎の患者さんでも、ウイルスのタイプがそれぞれ違っており、インターフェロンがよく効くのは全体の約三〇%くらいで、その他はあまり効果がないのです。そのため、今後、インターフェロンの使い方をもっと工夫すべきであると、専門家達は今精力的に研究を進めておられます。

ところで筆者は、断食療法による肝炎の治療に大きなエネルギーを注いできました。それというのも、筆者自身が断食療法で厄介な慢性肝炎を克服してきたという経歴があったからです。

筆者は中学校五年生のときから肝炎を患い、以後慢性に移行して、それがなかなか治らず困り果てていたのです。現代医学の病院にも長らく入院して治療を受けておりましたが、結局は治らず、このままで一生治らないのではないかと前途を悲観していたわけです。

そんな折、断食すれば肝炎も治るとあった民間療法の書物を読んで、急に断食療法を受けてみたいとの気持ちが湧き起こってきたのです。そのため、主治医に相談したところ言下に反対されてしまいました。

「肝臓病には栄養をしっかり摂らねばならないのに、その逆の、断食をするなどもってのほかだ。治るどころか死んでしまうぞ。君も医学生として、これぐらいの常識はよくわかっておるだろうが」と叱られたのであります。

この主治医の先生の御忠告もよく理解できたのですが、しかし、この病院にいつまで入院していても肝炎が治るという見込みもないのです。それどころか「君も一度家へ帰ってのんびり養生した方がよいのでは」と言われているのですから、ここで思い切って、「肝臓病も断食療法でよくなる」という著者の力強いすすめに、筆者の運命をかけてみることにしました。これが今から約半世紀前の一九五〇年のことです。

その年の八月、皆の反対意見を振り切って生駒山の断食寮に入り、一一日間の断食を行なった筆者は、死ぬどころか、逆に元気になって下山できたではありませんか。この断食で筆者は、自分の病気はこの療法で良くなるという大きな希望を見出したのであります。

断食療法には「現代医学で未解明の深い真理が秘められている」ということを、筆者自身の身体で感じ取ったからです。そのため、断食療法の魅力に取りつかれ、それ以後何十回と断食をくり返すことになるのですが、そのたびに断食療法の真価をより深く体得することができました。こうなると、もう誰が何と反対しようと「自分はこの断食療法で、現代医学の治療を受けても治らず、困っている難病の患者さん達を救ってあげるのだ」と堅くかたく心に誓ったのであります。以来約半世紀経って、当時の筆者のひらめきが、正しかったことを確信できるようになり、その幸せを今静かに噛みしめているのです。

ところで、開業して断食療法の研究で夢中になる筆者にとって「慢性肝炎が断食で治る」ということを実証したいとの気持ちが特に強くなってきました。そのため、慢性肝炎の患者さんに断食療法を積極的にすすめて、その例数を重ねてきたわけです。そして、断食によって肝機能がどのように変動するか、検査をしっかり行なって、そのデータをまとめる仕事に没頭したのです。

その結果、次のようなことがわかってきました。断食を行なうと、一時的に肝機能の数値が悪くなるケースと、急速に好転するケースがあることが明らかになったのです（図4参照）。急速に良くなるケースには、急性肝炎や脂肪肝などがあります。一方、慢性肝炎や肝硬変症などでは、逆に断食によって、肝機能が悪くなるのです。

なるほどこれでは、肝炎の患者さんに断食療法を行なってはならないという世間の常識も、まんざら間違ってはいないと思われるでしょう。

しかし、断食を行なった患者さん自身は、自覚症状が素晴らしく好転し、顔色なども見違えるほど良くなり、生き生きしてくるではありませんか。これはいったいどうしたことか、自覚症状はこんなに良くなっているのに、肝機能検査の成績は断食で逆に悪くなっている。これをどのように解釈したらよいのか？　この問題が、筆者には大きな疑問としてその後もずっと頭の中に残っていたわけです。

図４　断食療法による肝機能の変動

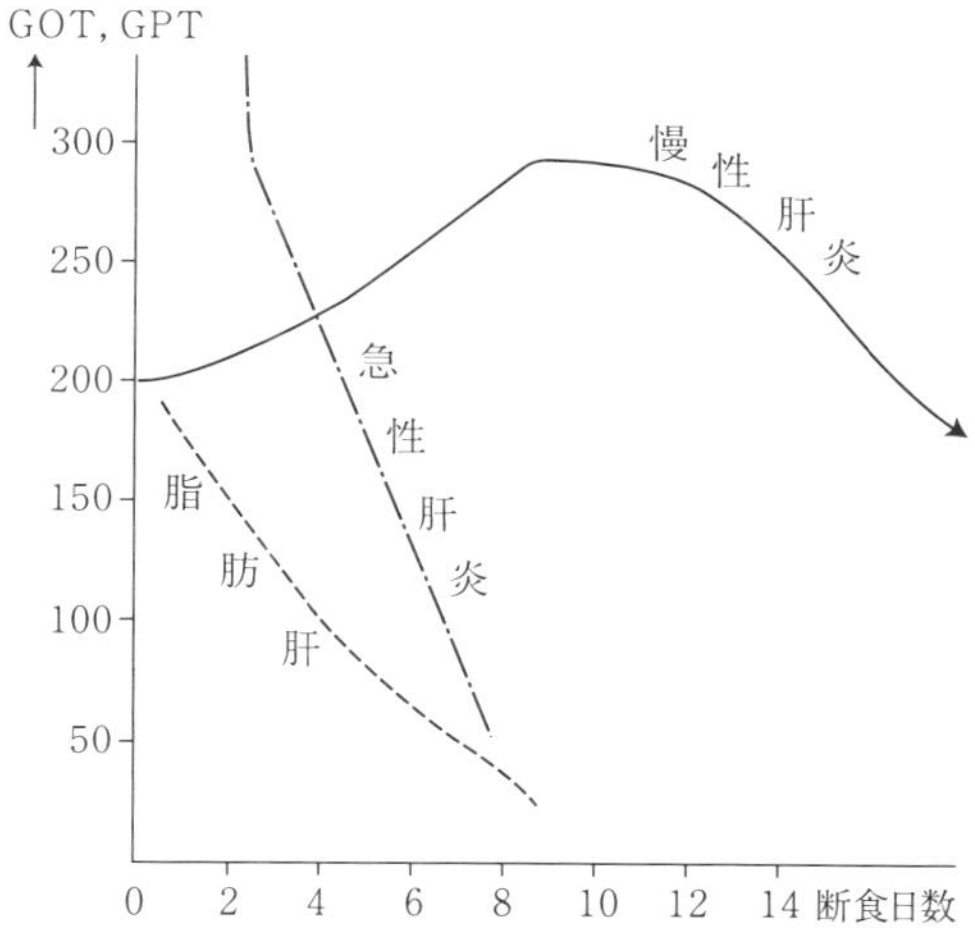


## 2　慢性肝炎も治る

最近になってやっと、この疑問が解けてきました。それは、断食によって、人体内の免疫応答が活発となり、肝臓の中にあるクッパー細胞やリンパ球などが肝細胞の中にもぐり込んでいるウイルスをやっつけるために、NO（酸化窒素）のような活性酸素を放出して攻撃を加える結果、ウイルスが入り込んでいる肝細胞が壊れ、その中にある酵素（GOTやGPTなど）がどっと血液中に出てくるの

図5　慢性肝炎の患者に行なった検査成績（GOT, GPT）の断食による変動の一例

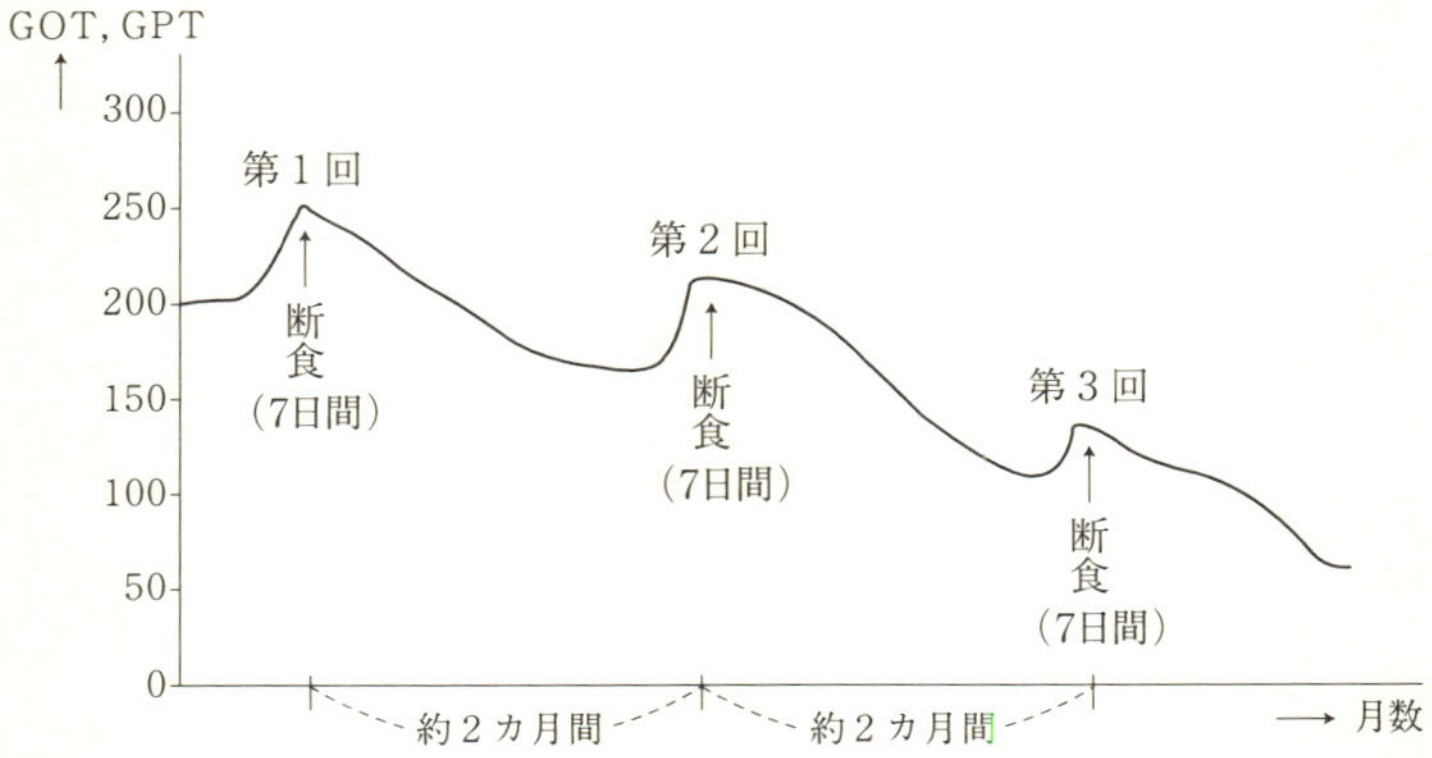


です。

そのため、断食中にGOT、GPTなどが上昇してくることになるわけです。したがって、これは断食によって肝炎が悪化したのではなく、むしろ喜ぶべき現象であったのです。ウイルスが入り込んだ悪い細胞を、一度全部壊して、また新しい肝細胞を造ってゆく過程であったのです。

これがわかって、やはり断食療法で慢性肝炎も治ってくるのだという自信を強くした次第です。

慢性肝炎に対する断食療法を数百例実施してわかってきたことは、肝機能の検査成績が図5のように変化しながら、やがて正常値になってくるということです。しかし、例外も数多くあり、何回断食を行なっても、なかなか正常値にまで戻らない場合もあります。

このような症例には「生《なま》菜食療法」を応用してみると、また新しい道が開けてくることもわかってき

ました。この生菜食療法による慢性肝炎の治療については、また後の章において少し詳しく説明することに致しますが、これは本当に画期的とも思われるほど素晴らしい効果が期待できるのです。将来はこの生菜食療法が、慢性肝炎を克服するキメ手として、現代医学の中で脚光を浴びるに違いないと筆者は確信している昨今であります。

## 3　若者に広がる脂肪肝

一方、慢性肝炎と違い、ウイルスの感染といった厄介な問題はありませんが、患者さんの数が圧倒的に多いのが脂肪肝であります。この病気は最近、ますます増えており、しかもそれが青少年の若い人達にも広がっているので、大きな問題となってきたわけです。これはやはり、私達の食生活の誤りや運動不足などが相乗的に関連した結果であることは、誰にでも納得のゆくことでしょう。

ようするに、毎日の消費エネルギーを超過して食べ過ぎるため、余剰のエネルギーをすべて脂肪として蓄える人体の生理作用で、皮下組織や腹腔などに脂肪が増えてくるわけで、それが肝臓にも影響がおよんでついに脂肪肝の状態になってくるのです。脂肪肝になってきても、その程度が軽いうちは、自覚症状もほとんど現われませんし、また血液検査にも顕著な異常は認められないといった場合が多いのです。

そのため、案外、軽症の脂肪肝は見過ごされやすく、少し太り過ぎかなと思うぐらいですから、相変わらず過食・飽食の毎日をくり返し、また運動不足への反省もなく気ままな生活を続けることになってしまうわけです。

しかし、そのうちに誰が見ても「太った！」と思われるような段階になると、大半の人は典型的な脂肪肝の持ち主になってしまっていると診断して間違いないでしょう。医学的には超音波やCT検査などによって、脂肪肝は確認できますので、その診断は容易です。しかし、昔は脂肪肝と慢性肝炎との鑑別診断がたいへん難しく、しばしば両者が混同されていました。脂肪肝であるのに慢性肝炎だと診断され、入院して安静を守らされた患者さんも多かったのです。脂肪肝であれば、もっとよく動いてエネルギーの消費量を増やさねばならないのに、逆に安静を強いられるのですから、治療方針が全く反対の養生をしていたわけです。

甲田医院へもよく、慢性肝炎という病名をつけられた患者さんが来ておられましたが、このような患者さんに断食療法を行なうと、図4のごとく、肝機能が見事に好転して、急速に正常値へ戻ってしまうので、はっきりと脂肪肝であるとわかったのです。

このように、脂肪肝は食生活を改めて、玄米菜食の腹七分主義を守り、よく身体を動かせばドンドン軽決してきます。それに並行して、それまであったいろいろな自覚症状、たとえば疲れやすい、肩が凝る、頭が重い、根気がない、食後の居眠りなども、日を追って好転してくるものです。

現在、甲田医院へ入院している中学三年生の女生徒Mさんも、この脂肪肝で悩んでおりましたが、玄米少食および断食療法ですっかり良くなってしまいました。最初の診察時は体重八八kg（身長一六〇cm）の肥満で、いかにも身体がだるいといった表情であったのです。学校へは毎日通っているが、教科書を読む根気がなくて、終日机の上に顔を伏せて眠っているのだということでした。

初診時でとくに印象に残ったのは、食事内容がでたらめであったことです。一日に五回、時には六回も食べ、それもラーメンやスナック菓子、ケーキなどで食事を済ますことが多く、夜は一〇時頃毎晩のようにラーメンを食べているということでした。また大の甘党で、饅頭やチョコレートなど、あればあるだけ全部食べてしまわないと満足できないので、お腹が苦しくなることもしばしばあると言うではありませんか。

これでは脂肪肝になるのは当然のことです。血液検査では、GOT八四、GPT九八、それに総コレステロールが二三六mgと明らかに異常値を示しておりました。このような脂肪肝では、勉強しようと思っても、根気が続かない！　もっともなことです。学校の授業についてゆけないのもよくわかります。読めるのはマンガぐらいのものだけ、と聞いて筆者もびっくりしました。このような状態が半年以上も続いているというのですから、これでは将来が思いやられるではありませんか。クラスの中に、Mさんと同じように授業中顔を伏せて眠っている子がいるかと尋ねると、一〇人くらいはいるというのです。

最近、マスコミなどでも「学級崩壊」ということが、大きな社会問題としてよく取り上げられておりますが、その原因にこの脂肪肝も入っていることを親も教師もよくわかっておられるのでしょうか。これは子供達の単なる「怠け」ではないのです。自分はしっかり勉強しなければならないと焦っているのに脂肪肝という病気のため身体がもう思い通りにならないのです。これをそのまま放置しておいて、もっとしっかり勉強せよとか頑張れと励ましたところで、何の効果も期待できないでしょう。それどころか、逆に強いストレスを与えてしまうことになってしまうのです。

世間では、この子供達の真相を正しく理解できず、単なる表面的なことにのみ関心を寄せて、その解決法をいろいろと論議しているのです。現在、このような脂肪肝で勉強も思うようにできないで、内心焦りながら、どうしても級友達と一緒についてゆけない子供達が、全国で幾百万といるのではないでしょうか。

この子供達が、果して本当に日本の将来を背負って立つことができるのか？　誠に心配なことではありませんか。今こそ親も子もまた教師達も、食生活の改善という大問題に真剣に取り組んでいただきたいものです。

ところで、このMさん、入院して玄米少食の養生生活を続けながら、断食も二回（三日、七日）行なった結果、体重も七〇kgと約一八kg減り、朝も早く、六時頃には起きて元気に健康体操を行なっております。何よりも嬉しいのは、根気が出てきて、教科書もよく読めるようになったことだと、嬉しそうに話しております。顔の表情も、すっかり明るくなり、眼の輝きがその元気さをよく現わしているではありませんか。

全国の脂肪肝に悩む人達にとって、このMさんの養生法は、本当によい参考になるでしょう。

## 4 「鈍重肝臓」の激増

さて、脂肪肝に続いてぜひ紹介しておきたいのは「鈍重肝臓」という誠に厄介な病気であります。もっとも、この病名はまだ現代医学にはありませんので、医学書などを調べてもどこにも見当りません。これは筆者が付けた病名であります。

### (イ) 鈍重肝臓とは？

いったい、鈍重肝臓とはどのような病気なのかということから説明してみることに致します。

筆者はこれまで、長年に渡って何万人という沢山の人々に断食療法を行なってきました。患者さんは、現代医学の治療を長年受けたが治らず、東洋医学の鍼や灸それに漢方なども試みたが結局だめで、途方に暮れた挙句、断食療法に一縷の望みをかけて、当院へやってこられるのです。その人達の病状を尋ねると、とにかく疲れやすくて根気が全然ない、肩や首が凝って仕事に熱中できなくて、すぐ嫌になってしまう。書物を読んでも、頭に入らないし、またすぐ忘れてしまう。人の名前や電話番号なども、パッと出てこない。したがって記憶力には全く自信がない。最近はそのために仕事がはかどらず、いつもイライラして、時々肝しゃく玉が爆発し、子供達にも当り散らすことが多くなった。しかしその後で、あんなにまで怒らなくてもよかったのにと後悔することしきり。そして、何事にも悲観的になってきて、取り越し苦労ばかりする。また外出するときでも、玄関の鍵をかけて家の外へ出たが、もう一度後に戻って、鍵が確かにかかっているか確かめないと安心できない、家の商売も、だんだんすたれていって、もう駄目になるのではないか、などなどいらぬ心配ばかりしているといった按配《あんばい》です。

そのくせ、昼食とか夕食には人一倍たくさん食べ、その後は決まったように横になって一服するか、軽いうたた寝をしないとやってゆけない。そして食後は、腹部膨満感が強くなり、ゲップやガスが多く出る割に、便はあまり思うように出てくれない。毎朝、便所へ行って排泄を試みるが、一〇分も二〇分もかかって、まるでお産のようだと笑われるが、その割に、すっきりと便が出ないで、まだ少し残っているような感じだという。つまり、よく食べる割に便の量が少ないのです。これがすなわち「宿便」として腸管内に渋滞しているわけです。

ようするに、胃腸の処理能力を超えて、毎日食べ過ぎているために宿便が渋滞し、胃腸の蠕《ぜん》動《どう》運動も鈍ってきているのです。肝臓も、毎日過剰の栄養を処理するのにフル回転を続けているわけですが、いつまでもそれが続くはずはありません。次第に疲れがひどくなり、そのため、右下胸部に鈍い痛みを感じるようになります。とくに、脂肪分の多い濃厚な料理を腹一杯食べた後に、その病状がはっきりと現われます。

こうして肝臓が疲れてくると、体温の調節も、うまく行なえないようになってきますから、暑さ寒さにもよく耐えられない、つまり暑がり一番、寒がり一番の情けない身体になってしまいます。夏の暑いときは、朝から「暑いですねー、暑いですねー」とくり返し口に出しておりますが、秋口になって、寒い季節風が吹き始めると、真先にコタツを出して、その中へ入るのも、この鈍重肝臓の持ち主です。そして、大陸からの高気圧に乗って寒気が南下してくる毎に、一枚また一枚と下着を重ね、年の暮れになる頃は、十二単《ひとえ》を重ねたように、着膨《ぶく》れして、お正月を迎えることになるのです。

したがって、手足も冷えて、氷のように冷たくなった手をお風呂で温めるのはよいが、元気な若者が、風呂上がりに勢いよく水を浴びているのを見るだけでも寒気を覚え、その水のとばっちりが自分の足元にかかるだけでも、うらめしそうに横目で若者を睨みながら足早に出て行くのも、この鈍重肝臓の持ち主に多いのです。

しかし、外見は意外とどっしりした立派な体格の人が多く、どこが悪いのかと思われるような少し赤ら顔で、うっかりしていると、その人の苦しい症状の実態を感じ取ることが難しいくらいです。ところが、本人はというと、自分の身体はどこか狂っている、悪いのに違いないと常に不吉な予感に怯えているわけです。

以上、鈍重肝臓の持ち主に現われる症状の概略を述べてみましたが、読者の皆さまの中には、これは私のことを言っているんだ、と思う方も少なくないでしょう。それほどに、この鈍重肝臓の持ち主は多いのです。いや極端な言い方をすれば、日本人の半数以上が、すでにこの「病気」になってしまっていると申し上げてもよいのではないでしょうか。

ところで、この鈍重肝臓の持ち主は「自分の身体はどこが悪いのか、一度確かめたい」と考えた末、病院や診療所などへ行って、いろいろと検査を受けることになるのですが、不思議なことに、どこにも異常は認められませんと言われることが多いので、困るわけです。はっきりと肝臓なら「肝炎です」「脂肪肝ですから」との診断名が付けられたらよいのですが、別に大した異常は認められませんと言われても、本人はどうしても納得がゆかないのです。こんなにいろいろな症状で苦しいのに、異常がないはずはないと、腹の中ではその診断に不服なのです。

医師側も、患者さんの訴えに対しある程度納得のゆくような病名をつけておく必要がありますから、一応「自律神経失調症」や「心身症」あるいは「不安神経症」「不定愁訴症候群」などの病名をつけておくことになります。そして、お薬はやはり出しておかねばなりませんから、患者さんが、頭が重くて、夜は熟睡できないと訴えたら、精神安定剤や、睡眠薬、身体がだるくて、疲れがひどいと言えば、ビタミン剤、腹が張って苦しいと言えば消化剤と下剤を渡しておくことになるでしょう。最後に「バランスのとれた栄養のあるものを、しっかり摂るように」という注意を与えて、帰ってもらうわけです。食べ過ぎが毎日続いて、胃腸も肝臓も疲れ切った状態であるというのにです。

これでは、大阪駅から東京駅行きの列車に乗るつもりが、下関駅行きの列車に乗ったようなものではありませんか。

したがって、以後通院しながら、治療を続けるのですが、一向に病状は好転してきません。

その結果、また別の病院へ行って診察を受けることになるのです。しかし、この病院でも前の病院と同じようなことを言われて、ガッカリすることになります。

こうして病院を転々としているうちに、次第に現代医学への不信感がつのり、やがて、気が変わって、鍼や灸あるいは漢方などの東洋医学、あるいは他の民間療法などを試みる人も大勢おられるでしょう。

最後には、もう頼れるのは神や仏のみという心境になり、とにかく、あるがままの自分をそのまま受け入れながら、生涯を「半病人」のままで過ごすといった人も少なくないのです。

ここに、鈍重肝臓がもたらす、大きな悲劇が伏在しているわけです。

## (ロ) 名付けた理由

以上のごとく鈍重肝臓という「病気」は、実に多彩な症状が現われる心身症の一種でありますが、しからば、どうしてこれに「鈍重肝臓」という病名をつけたのかという疑問が残るでしょう。

筆者はこれまで約四〇年間にわたって何万人という沢山の患者さんに、断食療法を行なってきました。その中には、「鈍重肝臓」と名付けたようないろいろな症状を訴える患者さん達が、沢山来られたのであります。

たとえば昨年(平成十年)一月に、甲田医院へ入院して断食療法を受けた、大学浪人生A君もその一人であります。

このA君を例にして、鈍重肝臓の説明をしてみることにします。

A君の訴えは、身体がたいへん疲れやすくて、勉強をしたくても根気が続かず、難しい教科書などは、読んでもさっぱり頭に入らない。それに頭が常に重く、夜は熟睡できず、恐い夢をよく見て、朝は早く起きられない。いつも家の者に起こしてもらってやっと寝床から出てくる。日曜日などは昼頃まで寝ている。食欲はあるが、食べると腹が張って苦しく、また便が三日も四日も出ない。しかも下剤を飲んでも効き目がなく、腸が動かないで、ゲップが盛んに出てくる。手足は冷えて、この一~二年の冬は霜焼けが特にひどくなってきた。

以上のような症状が毎日ずっと続いており、高校はやっとの思いで卒業できたが、これから大学へ入って勉強することに全く自信がない。しかし両親は、何とか一流の大学へ入ることを望んでおり、そのストレスで一層気分が暗くなり、毎日イライラしている。

以上のような症状を訴えて、何とか早く治したいと、近くの病院で診療を受け、治療を続けてきたが、病状は一向に良くならない。そのため、大阪市内の有名な大学病院へも転院して、治療を受けたが結局治らない。一時は前途が真っ暗になったが、知人から甲田医院をすすめられ、藁《わら》をもつかむ思いでやってきたというのです。

このA君はしかし、小・中学校時代はたいへん元気な子で、体格は良好で性格も明るく、成績は常にクラスの一、二番を争うほどで、担任の先生も将来が有望だといつも誉めておられたくらいだったそうです。それなのに、高校に入って二年生くらいの頃から、身体がだるくて、勉強に力が入らないと言い出すようになり、朝も早く起きられないようになってきたわけです。それでも初めのうちは、少し疲れているのだろうから、しばらくのんびりして、勉強も多少ペースを落として養生すれば治るだろうと甘く考えておりましたが、それで治るどころか病状は次第に悪くなるばかり。遂に全く自信を失うところまで追い込まれてしまったのです。

そのため、いよいよ本腰を入れて真剣にその治療に努めてきたのですが、結局今のような惨めな状態に落ち込んでしまったというのです。

さて、初診時の所見ですが、A君は身長一七五cm、七六kgの体重で、一見してそんなに深刻な病状で悩んでいるようには見えません。たいていのお医者さんは、まずこの外見によって診断を誤ってしまうのでしょう。

筆者はしかし、長年の臨床経験から、A君は肝臓が悪くて、このようにいろいろな症状が現われているのだと直観的にわかりました。そこで、つき添ってこられたお母さんに「A君は肝臓が悪いのですよ」と言うと、お母さんは変な顔をしておられます。

「先生、この子はどこの病院でも、肝臓には異常はなく、大丈夫ですよと言われておりますが……」との返事が返ってきました。なるほど、それでは筆者の言うことが信じられないはずです。念のため、血液を採取して検査に廻しましたが、やはり、肝機能はすべて正常値でした。これでは、どこのお医者さんでも肝臓病を否定されるのは当然のことです。筆者がむしろ誤診

表１　鈍重肝臓のＡ君が実行した入院中の日課

1．水と柿茶を１日合計１〜1.5ℓ飲む
2．スイマグ（緩下剤）を朝20cc（１合の水で）飲む
3．食事
①朝食…生野菜（数種類）の泥状150g 食べる
②昼食…
玄米ガユ（玄米100g）
トウフ$\frac{1}{2}$丁（200g）
ゴマ10g
コンブ粉少量
エビオス10錠
スピルリナ10錠
③夕食…昼食と全く同じ
4．西式健康法……西勝造先生が独自の研究で作り上げた健康哲学。人間の健康は四肢の均衡、合理的な配合と調理による栄養の摂取、皮膚機能の正しい作用、度量を兼ね備えた精神、この４つの調和によって得られるとする。
①平床寝台《へいしょうしんだい》……硬い半円状の木枕を使い、平らな板の上に寝る。
②金魚運動……仰向けになって、身体をなるべく一直線に伸ばし、足の先を揃えて膝の方へ直角以上に反らし、両方の足の裏が一平面の上にあるようにする。両手を組んで首の後ろの真ん中辺りに当て、両肘で調子をとって魚の泳ぐまねを細かく素早く行なう……１日３回　１回２分
③毛管運動《もうかんうんどう》……仰向けの姿勢となり、硬枕などを頸部に当て、手足をなるべく垂直に上げる。手指を軽く離して伸ばし、足の裏はできるだけ水平にし、この状態で手足を１〜２分間微動させる……１日３回　１回２分
④合掌合蹠《がっしょうがっせき》……平板などに仰向けに寝て、両手を胸の上で合掌させる。合蹠とは足の裏を合わせることで、膝を曲げて開き、足の裏を合わせてそのまま足を前後の方向に縮めたり伸ばしたりする。同時に手も合掌のまま、頭上に往復させて屈伸する。足を曲げたときは両膝を開き、伸ばしたときには両膝が近づくように十分屈伸する。……この往復運動を十数回行なう。次に手足を合掌合蹠のまま２〜３分安静にする。

⑤背腹運動《はいふくうんどう》……準備運動は正座、あるいはイスに腰掛けてもかまわない。つねに頭を直立させている姿勢を基準として行なう。両肩を同時に上下する（10回）／頭を右に傾ける（10回）／頭を左に傾ける（10回）／頭を前に傾ける（10回）／顎を引いたまま、頭を後ろに傾ける（10回）／頭を右後ろに回す（10回）／頭を左後ろに回す（10回）／両腕を水平に伸ばし、頭を右と左に回す（1回ずつ）／両腕を垂直に挙げ、頭を右と左に回す（1回ずつ）／両腕を上に挙げたまま、親指をできるだけ深く手のひらのなかに折り入れ、ほかの四つの指で親指を押さえつけるように握る。次に、拳を握ったまま、腕を直角に曲げる。その状態で上腕を水平のまま後ろに引くと同時に、頭を後ろに反らし、顎を上に突き上げる（1回）。これらの準備運動が終わった後は、手の力を抜き手のひらを開いて静かに膝の上に載せ、次の背腹運動を行なう。

正座して、膝をやや開いて座る。尾骨を中心に頭の頂点までをなるべく一直線になるように姿勢を正す。そのままの姿勢を維持して、一本の棒を揺するような感じで、左右に揺振運動を行なう。このときに、腹部の運動を併せて行なう。

腹部の運動とは、からだを左右に傾けるごとに、下腹に軽く力を入れて押し出す運動で、腹式呼吸とは異なるので、呼吸とは関係なく行なう。からだが左右揺振の中央にきたときに、おなかを引っ込める（通常の状態に戻す）ようにし、背柱一往復につき、腹部運動は二回行なう。背腹運動の速さは、揺振運動一往復を一回として、一分間に50〜55回とし、これを10分間行なう。

⑥裸療法……皮膚呼吸を強化する。部屋を開放して裸となる時間と衣服を着て部屋を閉じる時間を繰り返す。……1日3回

⑦温冷浴……温浴と冷浴を交互に繰り返す入浴法……水→湯→水→湯→水→湯→水→湯→水→湯→水（それぞれ1分ずつ）

注：『西式健康法入門』（西式健康法・西会本部編著　清水弘文堂刊　1992年）を参考にした。

をしていると思われてもよいほどです。

そこで、お母さんに、「A君に一度入院していただいて断食療法を行なってみましょう」とすすめてみました。御両親も、断食療法の素晴らしい効果を人に聞いておりましたから、直ちに同意されました。こうして、平成十年一月に入院してこられたというわけです。

甲田医院では、あの有名な西式健康法（表1）を採用し、これを患者さん達に実行していただくのを治療の根幹としており、入院して来られた患者さん達にはだいたい皆、表1のような日課を毎日真面目に実行するよう指導しております。A君も、この表1の日課を実行するよう指導してみたわけですが、最初の間は、強い全身の倦怠感のため、日課の半分もこなすことができませんでした。また朝の起床も規定通り守られず、時には職員が起こしに行かねばならない日もしばしばでした。

しかし、日が経つにつれ、少しずつ症状が好転してきましたので、期待していた断食療法を行なうことにしました。最初まず七日間の断食を行なったところ、強い脱力感が現われ、起きるのもやっとといった状態でしたが、断食後は目に見えて元気になり、動作も敏捷となって、起床時間も早くなり、他の入院患者さんと同じように、朝礼に出てこられるようになってきました。

ところでこの断食中に肝機能検査を行なっておりますが、GOTが一八五、GPTがなんと三五〇にまで上昇しているではありませんか。入院時の検査ではGOT二一、GPT二七であったのにです。この断食中の検査成績を見れば、どのお医者さんでも、これは「肝炎」ではないかと言われるに違いありません（表2参照）。

この検査成績をお母さんに見せると「やっぱりこの子は肝臓が悪かったのですね。今までどこか悪いのに違いないと思っておりましたが、やっとそれがわかりほっとしました」と言っておられました。

**表２　Ａ君に行なった肝機能検査の結果**

| | 入院時 | ７日間の断食 | 断食後１ヵ月 | ２回目の断食（７日間） |
|---|---|---|---|---|
| GOT | 21単位 | 185 | 28 | 16 |
| GPT | 27単位 | 350 | 24 | 11 |
| 総ビリルビン | 0.6mg/dl | 1.7 | 0.6 | 0.6 |

このように鈍重肝臓というものは、普通の食事を摂っているときに検査しても、異常が表にでてこないで正常値を示します。そのため肝臓が悪いとわからないまま、他の病名が付けられて、間違った治療法でお茶をにごすといったことになっているわけです。

これでは患者さん達は救われません。いや方向違いの治療を受けているうちに、ますます病状は深刻さを増し、遂には手のほどこしようもないまでに悪化してしまう人も多いのです。

筆者はこれまで、Ａ君のような鈍重肝臓の患者さんを断食療法の中で発見し、適確な治療を加えることによって、長年続き悩ませていたいろいろな症状がすべて雲散霧消し、日本晴れのような、すがすがしい表情になって喜び勇んで退院して行かれた人々をたくさん想い出すことができます。いや、生涯忘れることはできないでしょう。もし、この患者さん達が断食療法を行なわないでいたら、鈍重肝臓の症状がずっとそのまま続いて、本当に地獄の中にいるような日々を送ることになったのではないでしょうか。

A君も幸いにして、この断食療法で救われた一人ですが、今全国に何百万人とも知れぬ同じ病気で苦しんでいる人がいると思うと、何とも暗い気持ちになってしまうではありませんか。

ところでこのA君、第一回目の断食後一ヵ月経ってから、また七日間の断食を行なっておりますが、この第二回目の断食中に行なった肝機能検査では、GOT一六、GPT一一、総ビリルビン〇・六mg／dlとすべて正常値です。第一回目の断食中、びっくりするほど上昇していたのに、第二回目の断食で少しも上昇してこない!!　これで鈍重肝臓が治ったという証拠になるわけです。したがって、身体がだるい、根気がないなどの症状が強く現れた人が病身で検査を受け、肝臓は大丈夫、異常が認められません、と言われても、決して安心はできないのです。これは現代医学の大きな盲点と言わねばなりません。普通に食べているときに検査した肝機能の値が正常であっても、断食に入って、ぐっと上昇して異常値になれば、これは明らかに病人であると考えてよいでしょう。してみると、日本の国内にはこのような「半病人」が幾百万とおられるのではないでしょうか。

このような半病人をそのままにしておいて、「すこやかに老いる」老人大国を、どうして建設できるでしょうか。ここに、日本民族にとって大問題があるのです。

## （八）鈍重肝臓の原因

したがって、この鈍重肝臓で悩む人達を私達の社会からなくすための対策を、早急に考えるべきであります。そのためにはまず、鈍重肝臓の持ち主が現在のようにたくさん出てきた原因をよく調べ、その原因をすべて取り除くことから始めなければなりません。そしてこの鈍重肝臓になる原因について、筆者の私見としては、次のように考えております。

それはつまり、〝文化生活〟にどっぷり浸かって動物としての本来の自然な生活習慣から逸脱した人達が罹《かか》る「宿病」と申し上げてもよいでしょう。具体的には暖衣（厚着、暖房）、飽食（過食・美食）、安佚（運動不足）、有害食品（食品添加物・農薬など）、環境汚染（大気や水などの汚染）、および精神的なストレス等が相互的に作用して「鈍重肝臓」という病状を現わすことになると言えましょうか。

考えてみれば、日本人の大半は鈍重肝臓になるような生活を毎日続けていると考えられるではありませんか。

たとえば小学校へ通っている子供達は、試験勉強によるストレスを毎日受けながら、遊び廻る時間もなく、急ぎ足に帰宅して、また塾へと通わねばならないでしょう。そこで早目に夕御飯を食べ、塾から帰って夜の一〇時、一一時にまた夜食を食べるといった不規則な食生活になっている場合も、しばしばあることでしょう。夜食を終えた後、冬ならばコタツの中へもぐり込みながらテレビを見るが、この時もお菓子をまた食べるといった悪い癖がついてしまっている子も多いのに違いありません。

先に紹介したA君もその一人で、午後四時過ぎに学校から帰ると、すぐに早目の夕食を急いで食べ、それから塾へ通い、午後一〇時頃帰宅してから夜食を食べるという習慣がついてしまっていたのです。その夜食は一日のうちで最も量が多く、ドンブリ鉢に二杯もの御飯と、三皿くらいのおかず、それも肉類のフライ、うなぎなど動物性タンパク質を腹一杯食べて、それから風呂に入って、出てきたら、しばらくテレビを見ながら、またお菓子類を摘まんで、それから寝床に入って眠るという毎日であったそうです。

してみると、今の子供達には鈍重肝臓になる条件がすべて揃っているではありませんか。いや子供達だけではありません。一般のサラリーマンやOL達の生活も大同小異の生活を続けているものと考えてよいでしょう。その結果一億総半病人と言われるような情けない状態に落ち込んでしまったのです。

人間というものは、精神的にも肉体的にも、とにかく楽をしたい、おいしいものを腹一杯食べたいといった本能が、骨の髄まで染み込んでおりますから、いったんそのような環境に馴れてしまうと、なかなかそこから抜け出すことができなくなってしまうものです。そこで天は、人間が本来持っていたはずの自然の法則からはずれて文化生活に浸っている人達に、鈍重肝臓という「病気」を与えて忠告してくれているのです。「今のような生活を続けておれば、そのうちに人類は行き詰まって、滅びてしまうぞ」という鞭を与えてくれているわけです。

したがって私達は、それを謙虚に受けとめて反省し、これ以上本来の姿から逸脱しないようにいろいろと工夫し、またそれを実行に移してゆくことです。これが、人類の健康増進という大きな問題を解決するための肝要な方策と言わねばなりません。

私達はこれまで、自然を克服して、自分達に都合のよいように開発を進め、これによって幸せな人類社会を建設できるのではないかと甘く考えていたようですが、しかし、これはどうやら間違った「人類の勝手主義」であることに、皆気付き始めたのではないでしょうか。人類にいかほどの英知を与えられていようとも、所詮《しょせん》は自然の一部にすぎないのだということを悟るべきなのです。

その謙虚さを忘れて、人類独尊という差別思想で、この四〇〇万年余りの間、開発と進歩という名目で「自然を克服」する一歩一歩を進んできたわけです。その結果、一万年前の人類社会と現在では、全く想像もできないほど環境の変化が生じてしまっております。

しかし、一万年前も現在も、人間の身体そのものは、それほど変わってはおらないのです。それなのに、衣食住それに交通機関などこれだけ変わった〝文化生活〟に、人間の身体が本当に充分適応できるでしょうか。今や私達は、この問題に真剣な対策を講じなければならない歴史の大きな転換期にあるといえるのです。

この鈍重肝臓克服への道も、それらの対策の一環として取り上げるべきものでありましょう。

以上、鈍重肝臓に陥る原因とその症状の概略を述べるとともに、この鈍重肝臓が、今や民族の興亡をも左右するほどに、深刻な様相を呈してきていることを強調しておきました。

## (二) 鈍重肝臓がおよぼす大きな社会問題

次に鈍重肝臓によってひき起こされるさまざまな社会問題の一端を、例を挙げて二、三述べてみることに致します。

**(a) 自殺との関係**……まず自殺と鈍重肝臓の関係についてであります。

日本ではだいたい年間二万五〇〇〇人前後の自殺者があり、昨年は三万一千人余りに増えております。そして、自殺未遂者はその四倍もあると言うことですから、合計すると年間一二万位の人々が自殺、又は自殺未遂という悲しい事故を起こしているわけです。さらに、人生の長い生涯のうちで一度や二度「いっそのこと、ここでもう死んでしまいたい」というような気持ちになった人を調べ上げたら、おそらく何百万人という膨大な数になるのではないでしょうか。

この人達が、なぜ自殺をする気持ちになったのかという理由は、多種多様でそれぞれ特有の事情があるのは当然のことで、それはよく理解できます。しかし、よく調べてみると、それらの理由は実は表面的なもので、もっと奥には「鈍重肝臓」という厄介な病気が隠れていることに、大方の人は気が付いていないのです。

そもそも肝臓とは、五臓六腑の中でも消化管に付属した重要な臓器で、消化液である胆汁と血漿タンパク質の分泌をする他、消化管から吸収した各栄養素の代謝や貯蔵、解毒作用など多様な働きを行なっているのです。

人間の一生にはほとんど誰でも、何回かは逆境に遭遇することがあるものです。そんな時、肝臓さえ丈夫であれば、たとえそれが死ぬほど辛い逆境であっても何くそ！　と歯をくいしばって、そこから這い上がつてくる気力が湧いてくるものなのです。しかし、肝臓が疲れ切って、鈍重肝臓に陥ってしまった人達は、もはやその気力が湧き上がってこないのです。

その結果、自ら命を断つというような、悲しい運命を迎えてしまうことになるのです。つまり、自殺する人達にはこのような鈍重肝臓に陥るという問題が先行していて、その上に家庭の事情や、職場での対人関係などが絡んでいる場合が多いのです。

しかし、世間一般の人々は、単なる表面的な現象だけしかわかりませんから、その根底にある真の原因には気が付かないといったことになってしまうところに、大きな問題があるわけです。

それゆえ、自殺者を未然に防ぐ方法は、まずこの社会から、鈍重肝臓の持ち主をなくすという健康対策を講じる必要があるわけです。この問題はしかし、政治家や医学関係の専門家達の間に、まだあまり関心を持たれておりません。たいへん残念なことではありませんか。

筆者は、診察する患者さんの手の平（掌）をよく診ておりますが、鈍重肝臓の持ち主には、少し黄色味を帯びた手の平が多いです。手相では、この黄色味を帯びた手の平は何事も悲観的に考える性格、つまり人生の暗い面ばかりを考えて、取り越し苦労するタイプだと判断するそうです（これにはニンジンやカボチャなど、カロチンをたくさん含有している野菜や果物を毎日食べているために黄色くなった手の平、すなわち柑皮症の場合を除外する必要があります）。

ようするに鈍重肝臓の持ち主は、肝臓の機能が衰え、胆汁を十二指腸へ充分排泄できず、それが全身の血液を巡るために、手の平も黄色くなってくるのだと考えられます。したがって、このような患者さん達には、まず弱った肝臓の健康対策を治療方針の第一にすることが必要なのであります。これによって肝機能が復活し、健全な肝臓になれば、手の平もピンク色の実にキレイな健康色に変わってくるものです。その頃になると、患者さんの表情も明るくなり、悲観的な考えも消えてゆくでしょう。

してみると、私達の性格も、肝臓や腎臓などの健康状態によって、ある程度変えることができるというわけです。

**（b）うつ病や家庭内暴力などとの関係**……うつ病などもそうです。甲田医院へはよく、うつ病でいろいろな治療を受けてきたがなかなか治らず、断食療法などに期待をかけて受診してこられる患者さんも多くおられます。そのような患者さんを診察していると、うつ病ではなくて、鈍重肝臓である場合が極めて多いのです。

この患者さん達の中には、抗うつ剤、あるいは精神安定剤などをずっと服用している人も少なくありません。しかし、このような薬を服用してみてわかることは、便通が悪くなるということです。つまり腸の蠕動《ぜんどう》運動が鈍ってくるのです。

一方、鈍重肝臓の持ち主は、便通が悪くて宿便がたくさん渋滞しているのですから、この便の渋滞を解消してやるのが治療法として最も大切なことなのです。それなのに、腸の蠕動運動が逆に鈍くなるような薬を服用しておれば、病気の根はますます深くなってゆくではありませんか。

このように、全く見当違いの治療で病気が治らず、困っておられる人達も少なくないことを問題にして欲しいわけです。

また、鈍重肝臓がもたらす社会問題の一つとして、子供達の間に増えてきた暴力やいじめ、それに「キレル」不登校なども含まれることを申し添えておきたいと思います。

最近、学級崩壊や、少年達の凶悪犯罪などが大きな社会問題となり、マスコミなどでもよく論議されております。教育の担当者はもちろん、社会学者や政治家までが国家的な大問題であると考え、その対策をいかに講ずべきかと方法論をいろいろと述べておられます。その中にあって、これらの問題児達の底辺には鈍重肝臓があることを指摘するような意見が、一向に出てこないではありませんか。これでは、根本的な対策はできないであろうと筆者は憂慮しているわけです。

子供達の暴力や不登校「キレル」などには鈍重肝臓がその底辺にあるに違いないと筆者は考えているからです。

## (ホ)鈍重肝臓を克服する方法

さて、それではこの鈍重肝臓をどうしたら克服できるかという問題について少し説明しておくことにします。

先にも述べておきましたように、鈍重肝臓は自然から逸脱した文化生活を営む現代人に宿命的な病気であります。具体的には、冷暖房の完備した鉄筋コンクリートの近代建築の中に居住し、皮膚の鍛練を怠る結果その機能が弱り、また自動車や電車あるいは自転車などを利用して歩くことが少なくなり、運動不足で足腰が弱くなったこと、それらの相乗効果で、血液循環が不完全となり、汚れた血液が末梢に渋滞して、心臓へ帰るのが遅れ、これが肝臓へ負担をかける結果、次第に肝臓の機能が弱くなってくるわけです。

また、靴などが足に合わないことが、足に故障を起こし、このために上体にある背骨に狂いが生じ、脊髄神経を圧迫する結果、肝臓にも悪い影響をおよぼすことになってくるのです。

さらに、今話題のダイオキシン汚染問題をはじめ、環境汚染がもたらす公害が大きな社会問題となっております。大気は、工場から吐き出される煤煙や自動車の排気ガスなどによって、酸化窒素や亜硫酸ガス等々、有害物質で汚染され、また水もトリハロメタンやトリクロロエチレンそれに合成洗剤などによって汚染されております。これでは本当に、空気も安心して吸えないし、また水も浄水器を使って飲まねばならない事態に陥ってしまっているのです。

そして、私達の食べるものも、各種の食品添加物や農薬などが入った不自然なものがほとんどです。このような食品添加物や農薬の残留物などが、体内に毎日入ってくるのですから、それらを解毒するためそれこそ不眠不休でフル回転しているのが私達の肝臓であるのです。

つまり、もう疲れ切って悲鳴をあげている状態に陥り、いろいろな症状を信号として出しているのが鈍重肝臓の実状であるわけです。その上、現代社会の複雑な仕組みの中には、精神的ストレスになるものがたくさんあって、そのために一層肝臓に負担をかけることになっているのです。

したがって、現代社会で生活する私達には、余程の注意を払わない限り、鈍重肝臓に陥る宿命のようなものがあるのです。しかし、この現代社会の中から逃げ出すということは、余程の人でない限りできるものではありません。これまでどっぷり浸ってきた文化生活をすべて捨て去って、原始人のような真似は到底できるものではないからです。

そこで、文化生活はそのまま続けながらも、人間が本来持っていたはずの〝自然〟からなるべく離れない生活の工夫をいろいろとやらねばなりませんが、それには衣、食、住をはじめ、睡眠や運動など、いわゆる「個人衛生」に注意を払い「健康法」を実行することです。

この中でも最も力を入れてやらねばならないのが、食生活の改良ではないかと思います。まず第一に現在のような美食・飽食・グルメの風習を一掃し、腹七分の少食主義を守るよう努力していただきたいのです。その少食も、食品添加物や農薬などの入った不自然なものではなく、できるだけ加工をしていない食品を選んで食べるようにすることです。少食になればなるほど、今度は質が問題になってくるわけです。

したがって、白米や白パンよりは各種ビタミンやミネラルが豊富な玄米や黒パン、また白砂糖よりは黒砂糖やハチミツを選び、魚類でもマグロやブリといった大きな魚の切身を使わず、なるべく小さくて、頭から尻尾まですべて丸ごと食べられるようなもの、たとえばメザシとかゴマメなどを食べるように努力して下さい。野菜類も、大根やニンジンなど根も葉も一緒に全部食べることです。

このような注意を払っておれば、一日三〇品目を必ずしも食べる必要はありません。せいぜい一〇品目もあれば充分に栄養の補給ができるはずです。最近一日三〇品目を食べないと栄養不足に陥ると言われ、神経質なほどそれに捉われている家庭の主婦も少なくありませんが、それは愚かなことです。それに捉われて、逆に栄養の摂り過ぎとなり、お腹の中でそれが腐り、宿便となって渋滞し、胃腸や肝臓などに大きな負担をかけていることを知らないのでは、どうしてすこやかに老いてゆくことができましょうか。

ついで、注意を払わねばならない問題として、運動不足が挙げられます。これについては最近、現代医学の専門家達も盛んに「歩くこと」やダンベル運動、それにストレッチングや軽い健康体操などをすすめておられます。これもやはり、運動不足で肥満症や糖尿病、高血圧症などが激増してきたからに他なりません。これまで書いてきたような鈍重肝臓の予防と治療にも、全身の運動をできれば毎日続けることが必要なのです。

筆者はここで、長年自分も実行し、またたくさんの患者さん達にもすすめてきた、西式健康法を読者の皆様にもぜひ実行していただきたいと、あらためておすすめしておくことに致します。西式健康法は、故西勝造先生が創始されたもので、一時はたいへん有名となり、何百万の人々が実行し、またその信奉者となっておられました。しかし、その内容があまりにも独創的で、現代医学の常識を破る特異なものがあるため、専門家達の強い反感を買うことになり、最近は少し沈滞気味に陥っております。

筆者はしかし、長年の実践から、またこれを患者さん達に応用した成績などから、この健康法には素晴らしい真理が秘められていることを確信できるようになってきました。したがって、自然から逸脱した現代社会の中にあって、文化生活を続けながらも、なおかつ自然から逸脱しない工夫の一つとして、この西式健康法を実行することを推奨したいのです。この西式健康法を毎日真面目に実行することにより、自然から逸脱した心身を健全な状態に戻す効果が短時間で期待できるのです。

具体的には、西式健康法の六大法則、つまり平板の硬い寝床で毎晩就眠し、その際半円形の硬い木枕を用いる。そして金魚運動、毛管運動、合掌合蹠運動、それに背腹運動、この六つを毎日実行することです。この六大法則のやり方や、その効能などを詳しく説明するのは紙面の都合で表1（四六ページ）のみの記述にいたしますが、興味のある方は拙著『現代医学の盲点をつく』（西会本部刊）を読んで下さい。

この西式健康法にはまた、皮膚を鍛練する方法として、裸療法と温冷浴をすすめておりますが、これは皮膚鍛練の方法としては最も合理的で、かつその効果も抜群であると断言できるのです。

一般には、よく乾布摩擦や冷水摩擦あるいは冷水浴などが皮膚を鍛える方法として推奨されておりますが、最近はこの乾布摩擦や冷水摩擦に少し反論が出てきております。それはアトピー性皮膚炎や皮膚掻痒症の人達が行なうと、皮膚を傷付けることになり、その結果病状を一層悪くしてしまうということがわかってきたからです。

全国には、アトピー性皮膚炎に悩む人達が六〇〇万人、また皮膚掻痒症で困っている老人達が高齢社会で激増し、何百万もおられるということですが、このような人達にとって、ぜひおすすめしたいのも、この西式健康法であります。特に裸療法と温冷浴は、実行した人達がほとんど皆、異口同音にその素晴らしい効果を礼賛されるのであります。

読者の皆さんも、この裸療法と温冷浴を実行されて、自然から逸脱した生活で弱くなった皮膚を鍛え、風邪や流感などとは無縁の元気さを取り戻して下さい。

最後は、現代社会の中でほとんど誰でも受ける精神的ストレスをいかに上手に緩和消去するかという問題ですが、それには各自がそれぞれ最も信頼できる宗教やあるいは精神修養、さらには気功や瞑想などによって解決してゆかれる他はないと考えられます。

以上、鈍重肝臓を克服する方法を述べてみましたが、この中で実行が難しいのは、やはり食事療法で、特に少食を守ることではないかと思います。それと言うのも、鈍重肝臓になるような人には大食い（大食家）が非常に多いのです。体格も立派で、ドッシリとした恰幅のよい人達で、若い時は周りの誰よりも元気者であり、毎日腹一杯食べていても、別に何ら支障を覚えないというほどの丈夫な胃腸、肝臓の持ち主であったという人が多いのです。したがって、長い間に大食の癖がすでに身についてしまっております。

つまり、もともと肝臓が丈夫な人であるのに鈍重肝臓になってしまうのです。これは「自分の長所が逆に命取りになる」と言われる通りです。このような大食家達が長年の悪い癖を改めて、腹七分の少食になれと言うのですから、余程の固い決意が必要になるわけです。鈍重肝臓が治りやすい病気のように見えて、意外と根が深く、なかなか治らないのは、この大食いの癖を改めることができないからです。

現在のように、食べものが市場に溢れるほどあって、自分の好物がいつでも手に入る世の中では、この少食を守ることは、ますます難しくなってしまうわけです。その結果、いつまでも鈍重肝臓のままで、年老いてゆくうちにいろいろな成人病になって苦しむことになるのです。

やはり「肝腎要《かんじんかなめ》」と言われるように、臓器の機能が不完全のままでは、健康な老後を期待できるはずはありません。したがって、鈍重肝臓をできるだけ若い間に克服しておく必要があるのです。そのためには、いかほど辛い食養生であっても、決意を一層固くして実行することです。

一方、個人的な食養生はそれとして、社会的にも、鈍重肝臓発生の源である〝食物の氾濫〟に何とか打つ手はないものでしょうか。これまで豊かさをひたすら求めてきた私達の歴史でありますが、豊かになればなるほど幸せになると思い込んできたことが、果して本当に正しかったのかどうか、改めて謙虚に反省する時機ではないでしょうか。

スーパーやコンビニエンス・ストアなどへ行けば、好きなものは何でも手に入り、腹一杯食べられるこの社会では「腹七分の少食主義が健康に良い」とわかっていても、意志の弱い大方の人々は実行できないで終ってしまうに違いありません。

この問題をいかに解決すべきかを、政治家や食品産業に従事している人達も真剣に考えて欲しいものです。

# 第三章　少食が病気を治す

## 1　宿便とは何か？

少食を実行することによって得られる医学的な効用について、ここで詳しく説明することに致します。

まず第一に、少食を守ることにより「万病のもと」と言われている宿便が排泄されるという効果が得られるのです。このことは体質を改善し、健康増進を望むものにとっては、最大の喜びであると言っても過言ではないと思います。

ところで、宿便という用語を使うと、それは「マユツバモノ」ではないかと疑われる人も少なくないのです。それは医学の専門家達の間でも「宿便なんて、存在しない」と、はっきり否定する人が多いからです。よくテレビなどで、宿便についての論議が行なわれておりますが、最後は医学専門家の意見を聴くことになります。現代医学の権威者が、そこで「宿便なんて存在しませんよ」と否定されると結論が出てしまうわけです。

「宿便という用語は、民間療法指導者達が古来からの言い伝えをそのまま受けて、信じ込んでいる迷信なんだ。医学的に証明されたものではなく、したがって何の根拠もない」と切って捨てるように言われたら、何百万人という視聴者は、その一言をそのまま信じ込んでしまうわけです。マスコミから流れる情報というものは、本当に恐いものです。このような情報をそのまま信じ込んでしまった人達が、今度宿便という言葉を聞いても、すんなりとそれを信じることができないのは当然でしょう。このようにして、宿便という言葉に対する誤った知識が、本当のことを何も知らない人々の間に普及し、世間一般の「常識」となってしまうと、これを覆すのはたいへんなことです。

したがって、宿便という言葉を不用意に使うと、もうそれだけで「藪《やぶ》医者」のレッテルを貼られてしまうことになるのです。筆者もこれまで、この宿便にかかわる問題でいろいろと反論に遭い、苦労してきました。それに懲りて、もう宿便の問題を取り上げなければよいのに、どうしてもそれができないで今回も、この宿便について書かないではおられないのです。

それはなぜか？　やはり筆者長年の臨床経験から「宿便は確かに存在する。しかも、この宿便こそは、万病のもとになる程の甚大な影響を私達の心身に与えている」ということを確信しているからにほかなりません。さらにまた、現代医学者達が、この宿便の存在とその意義について、あまり関心を抱いておらないため、現代医学の大きな盲点になっており、その結果として、治る病気も治せないで患者さん達に辛い思いをさせていることがいかに多いかを、痛感しているからであります。

したがってどれほど反論されようともまた無視され続けても、敢然とそれに立ち向ってゆく勇気？　が湧いてくるわけです。

## （一）宿便の治療例

では宿便があるとすればいったいどのようなものか、それについてまず臨床経験を少し述べて、理解していただくことにしましょう。

### （イ）糖尿病の治療

昨年（一九九八年）十二月、糖尿病に網膜症を併発し、再三の眼底出血で視力が急に衰え、ほとんど失明状態に追い込まれたＳ氏（大学教授、五十八歳）が甲田医院へ入院し、三週間の断食療法を行ないました。

経過は極めて順調で、糖尿病はもちろん良くなり、高血圧も正常値に戻り、視力の方も徐々に回復してきました。

ところで甲田医院では入院の患者さん達には全員、緩下剤（スイマグ）を朝晩二〇ccずつ飲んでいただくよう指導しております。S氏もそれをずっと飲みながら、断食を続けられたわけです。そのため、平均して一日三回くらいの排便が毎日あるのですが、そのほとんどは水様便のような下痢便であります。

こうして水だけを飲みながら断食を続けて、お腹はペシャンコに凹んだ状態になっており、もはや腸管には何も溜まっておらないように見受けられるのです。ところがです、断食一六日目に大きな異変が起こりました。夜中から数回排便があり、そのたびに泥状の便がドンドン出てくるではありませんか。時には便器に溢れるほど出て「本当にびっくりしました」とS氏はその時の感想を述べておられます。

これはいったい何を物語っているのか、誰が考えても、宿便の存在を否定することはできないでしょう。

それまで毎日三回ほどの下痢便が一五日間続いて、腸管にはもう何も残っていないだろうと考えられるのに、この大量の排便はいったい何か？　宿便の存在を否定する人達に一度この便を見せてあげたいです。しかも、この宿便が断食一七日目、一八日目も引き続き、それも毎日ドンブリ鉢に一杯ずつも出てきたではありませんか。このような症例をそばで観察している筆者も、胸がワクワクしてくるのです。

こうして、宿便が出た後のS氏の回復ぶりがいかに素晴らしいか！　日ごとに顔色が良くなり、生気が充ちてくるのを感じ取ることができるのです。S氏自身も、頭が冴えて、本を読んだり、また原稿を書くスピードも断然速くなったと喜んでおられました。

**（ロ）脱毛症の治療**

Yさん（二十八歳、会社員）は、この一〇年来悪性の脱毛症で悩んできました。頭髪はもちろん、眉毛も睫《まつげ》毛も一本もないという、徹底した脱毛でしたから、本人や家族の方の悩みは相当深刻であったと思います。したがって、良いと言われる治療法はすべて試みてきました。しかし結局は皆無効に終ったわけで、もうこれでは一生治らないのではないかと前途を悲観しておられたのです。ところが、ふとした縁で筆者のところへ受診することになったのです。最初は甲田医院で指導している、生《なま》菜食療法を実行していただくことにしました。これを一九九七年三月から開始したところ、意外と経過が良く一年後には眉毛と睫毛などに少しウブ毛のようなものが出てきました。これまでステロイドホルモン剤で一時的に少しパラパラと生えることはありましたが、薬を止めるとすぐに全部抜けてしまい、ガッカリした経験がYさんにありましたが、今度の生菜食療法で生えてきたものは、抜けることなくますますしっかりしてくることがわかり、大きな希望が湧いてきたのです。

そこで、もっとこの療法を徹底してやりたいとの願いから、一九九八年十月甲田医院へ入院し、今度は断食療法を行なうことになりました。この断食中に、待望の宿便がドッと出てきたのです。

Yさんも、先述のS氏と同じく、毎日朝晩緩下剤のスイマグを二〇ccずつ飲んでおり、一日平均三〜四回の水様便が排泄されており、水を飲んでいるほか、何一つ食べていないお腹にはもはや何も残っておらないと思われるのに、断食に入って四日目、五日目にびっくりするほど大量の便が排泄されたのです。これを、宿便と言わずにおれましょうか！　宿便の存在を否定する人達に「一度この便を見てくれたまえ」と言いたいところです。

この宿便が排泄されてから、頭や眉毛、睫毛などにがぜん毛が生え出したのには、本人はもちろん、周囲の入院患者の皆さん達からも驚きの声が洩れてきたわけです。こうなると「毎朝、鏡の前に座るのが楽しみで、日毎に生えてくる毛を眺めていると涙がこぼれてくる」というのでした。

してみると、この脱毛症の原因はいったい何だったのかと思うでしょう。ずばり言えば宿便の渋滞ということになりましょうか。専門家が聞けば「そんな馬鹿な!!」と一言で否定するか、無視するかどちらかでしょうが、しかし、事実はこんなものなのです（詳細は一二七ページにもあります）。

### （八）健康増進の治療

Tさん（三十二歳、会社員）は、生来健康に恵まれ、大病は経験したことなく、学生時代も元気に走り回っておりました。会社に勤めてからはアメリカに渡り、久し振りに日本へ帰ってきたのを機会に、甲田医院へ入って、健康管理の方法を勉強することになりました。それは彼の母親が、この健康法の熱心な信奉者であったため、若い間に健康管理のコツを教えておきたいとの願いから、息子に「ぜひ甲田医院へ入院するように」とすすめられたのです。

さて、Tさんは体重が七四kg身長一七二cmの一見して健康そうな青年でしたが、これまでの美食・飽食で少し血液中のコレステロール値が高く（二四〇mg／dl）、また脂肪肝も少し認められました。そこで、断食療法に入ったわけです。今までずっと母親にすすめられてスイマグを毎朝飲んでおり、したがって便通一日平均二回、それも快便が続いていましたから、まさか自分の腹には宿便は溜まっていないだろうと考えていたそうです。

ところが断食に入ってみると、出るわ出るわ自分でも驚き、あきれるほど便が出てくるではありませんか。Tさんが退院される時「どうだ、宿便はどれくらい出たかね」と尋ねると「ドンブリ鉢に五、六杯は出たでしょうね」と答えてくれましたが、これが宿便というものです。

このように、元気な若者で、病気もなく、本人は健康だと思っている人にも、このような大量の宿便が溜まっているのです。このTさんのような人のお腹が現在、日本の元気な若者達の平均的なお腹だとすれば、これで将来がどうなると思われますか？　大量の宿便を溜めたまま、本人は何もそれに気付かず、毎日美食・飽食を続け、幸せ？　な青春を送っているわけです。しかし、それが三〇年後の脳卒中やガン・心筋梗塞などの原因となっていることを知らないのです。日本民族の将来を思うと、本当に悲しく、また淋しくなってしまうではありませんか。

現在（一九九九年七月）甲田医院へ入院している二十六歳の青年Sさん（会社員）も、最初の受診時（一九九八年十一月）は、体重八七kg、身長一七三cmと堂々たる体格で、一見元気そうに見えますが、実は全身の脱力感がずっと続いており、病院で検査をしてもらったところ、脂肪肝になっていると指摘されたわけです。その上また不整脈もあり、慢性の扁桃腺炎も合併しており、一度根本的な治療が必要だと、母親にすすめられて甲田医院へ来られたのです。

現在（一九九九年七月）で、約二ヵ月の入院ですが、毎日一二〇〇キロカロリー前後の玄米少食療法を続けながら、その間に四回（五日、五日、七日、七日）の断食を行なってきました。この少食と断食で、本人もびっくりするほど大量の宿便が、毎日のように出てくるではありませんか。先日もSさんに「あなたの腹はいったいいくらぐらい宿便が溜まっているのかね、まるで打ち出の小槌みたいだな」と言ったら、笑っておりました。

今の日本で飽食・美食を続けている若者達の腹の中は、多少の差はあっても、だいたい皆こんな状態で、宿便をたくさん溜め込んでいるのではありませんか。「無知ほど哀れなものはない」と言いますが、このような青年男女の行く末が案じられてなりません。

### (三) 玄米食一〇年でもあった宿便

最近、健康食として実行者が急増している玄米食を、一〇年近く食べ、毎日二回の排便があるという人のお腹になんとバケツ一杯もの宿便が溜まっていた例を報告しておきたいと思います。

玄米食は食物繊維が多く、便通がよくなるというのが一般常識となっているほどで、便秘症で困っていた人が玄米食に切り替えたところ、毎日排便があるようになり、便秘症がすっかり治ってしまったというような体験報告が健康雑誌などによく出ております。

それでは、玄米食を実行し、毎日快便がある人には宿便はもうないのかと言うと、そうではないのです。一般の常識では想像もできないでしょうが、玄米食を続け、毎日快便がある人のお腹にも結構宿便が溜まっているものだということを申し上げたいのです。これから報告するH夫人の体験は、その意味でたいへん貴重なものであると思います。

H夫人が最初甲田医院へ来られたのはもう今から約一三年前の一九八六年九月のことです。このH夫人の入院体験については、拙著『少食が健康の原点』（たま出版刊）や『驚異の超少食療法』（春秋社刊）などで詳しく報告しておきましたから、興味のある方は一度読んでみて下さい。

ようするに、六十歳のH夫人（一五〇㎝、六八㎏）が甲田医院へ入院中、七〇日間のスマシ汁断食を行なった結果、断食終了の日まで、ずっと毎日、驚くほどたくさんの宿便が出続けたのであります。筆者はH夫人に、便が出るたびにそれを写真に撮っておきなさいと指示し、七〇日間の断食中に出た大便の写真を全部まとめて、一冊のアルバムにしてもらったのです。このアルバムはその後「日本絶食研究会」（会長は、元奈良医大助教授・川嶋昭司博士）の例会席上で、出席者の皆さんに見せてあげましたが、七〇日間の断食中に出てきた宿便の多さに、皆びっくりしておられたのを今でもよく記憶しております。

H夫人はこの入院で、年来の高血圧症と頑固な頭痛もすっかり治ってしまい、その後一三年間極めて元気な生活を送っておられます。そしてこのH夫人が実は甲田医院で生まれた「仙人」つまり常識では考えられない低カロリー食でも元気に生活できる超少食療法を続けておられる方々の第一号であります。H夫人は甲田医院での入院断食で、排泄された宿便の影響でしょうか、その後すっかり体質が変わり、極めて少量の食事でもたいへん元気に生活ができる身体になり、一九八七年二月から始めた生菜食健康法も、甲田医院で定めた規定量では多過ぎるというので、だんだんと減らしてゆきました。そして一九八七年十二月から、一日コップ一杯だけの青汁（約五〇キロカロリー）という超々少食に入り、それ以後約一二年間、現在まで続けておられるわけです。

このH夫人の、貴重な体験については、いずれ機会を改めて詳しく報告することに致しますが、昨年（一九九八年）三月十六日から、水だけ飲んで一〇五日間の断食も行なっておられます。こうした長期間の断食を行なう理由は、超々少食にもかかわらず、体重がだんだんと年ごとに増えてきたからです。一九八七年二月に生菜食健康法を始められた頃は、まだ五三kgの体重でしたが、年ごとに少しずつ増えて一九九八年（昨年）には六一kgにまでなってしまったのです。身長が一五〇cmですから、これは明らかに肥満です。しかし、一日僅か五〇キロカロリーそこそこの超々少食を続けているのに、このように体重が増えてくるというのはいったいどうしてでしょうか。

人間の身体というものは本当に不思議なもので、一般の常識では全く考えられないようなことが起こるものです。そこで、昨年三月十六日から水だけ飲んでの断食に一度入ってもらったわけですが、その断食がなんと一〇五日間も続いたのですぞ。

筆者もこのH夫人の断食が気になるものですから、自宅へ電話を時々かけて、その様子を尋ねておりました。ところが極めて元気で、日常生活をそのまま続けながら、断食をしておられるのには驚かざるを得ませんでした。電話をかけると、お孫さんが電話口に出られて「今おばあちゃんは畑へ仕事に出かけております」と言われるではありませんか。

さて、断食の結果、体重の減少についてですが、断食に入る直前が六一kgでした。その後五月九日、断食五五日目に甲田医院へ来ておられますが、その時の体重がなんと六一kgです。全然減っておらないのです。これは、H夫人が陰で何か食べておられるに違いないと思い、よく尋ねてみたところ「五五日の間に三日だけ少しつまみ食いをしました」との答が返ってきました。

それにしても、残りの五〇日余りは水だけ飲んでの断食ですから、体重が減らないのはおかしいではありませんか。筆者もこの四〇年余り、栄養学の勉強には精力を傾けてやってきたつもりですが、このような症例が出てくると、もうお手上げです。栄養学がますますわからなくなってしまったというのが本音であります。

話しが少し外れてしまいましたが、ようするに、自分は玄米食を実行し、毎日快便があると言う人でも「宿便なんぞ溜まってはいないだろう」などと安心してはいけないのです。

甲田医院にはこの他にも、玄米食を長らく実行している人達が数多く入院し、一日一二〇〇キロカロリー前後の玄米少食と断食療法を行なった結果、たくさんの宿便が排泄されたという症例が少なくないことを申し添えておきます。

## (2) 宿便のメカニズム

では、以上のごとき宿便がどのようにして溜まるのかという問題について、少し説明することに致しましょう。

世間一般の人達に「宿便とはどのようなものだと考えておりますか」と尋ねると、一番多いのは「腸壁に一年も二年もの長い間、固くこびりついている黒便だ」という答であります。また、「水道管の側壁についている水垢のようなもの」という人も多いです。

果してそのようなものでしょうか。腸管の中には、約一〇〇種類の細菌が生息し、その数は一〇〇兆もあることがわかっております。これらの細菌は、それぞれ酵素を分泌し、腸管内にある食物残渣を分解しながら増殖するのです。その結果、これまで不消化物と言われてきた食物繊維でさえも分解されて、醋酸や酪酸、プロピオン酸などの短鎖脂肪酸となり、体内へ吸収されることがわかってきました。だから腸管の側壁などにいつまでもこびりついているわけには参りません。せいぜい二週間もすれば、食物残渣は分解され、消滅してゆくはずです。したがって、一年も二年もの長い間腸壁にこびりついていることなど、できるものではないと考えてよいでしょう。

腸粘膜の上皮細胞は三日に一度、新しく生まれ変わると言われる程新陳代謝が活発に行なわれているのです。そのため、腸壁に水道管の水垢のようにくっ付いているわけにはいかないのです。また病床に半年も一年も長い間寝て、食欲もなくなって衰弱し、死んだ人の病理解剖で腸管内を調べてみても、宿便らしいものは、あまり見当らないという例も多いのです。だからこそ、専門家達から「宿便なんて存在しない」という意見も出てくるわけです。

それでは、やはり宿便というのは本当にないのか、これは古来から伝えられた迷信にすぎないのかということですが、ここで一応筆者の私見を述べてみたいと思います。

まず宿便という用語ですが、これはまだ現代医学の中ではっきりと定着した用語になっておりませんし、宿便とは何ぞやという定義もないのです。しかし、専門家の中にも最近は、著書などの中ではっきりと宿便という用語を使っておられる方も出てきました。

たとえば、最近ベストセラーになった、新谷弘美先生（アメリカ・アルバート・アインシュタイン医科大学外科教授）の高著『胃腸は語る』（弘文堂刊）の中にも、宿便という用語が使われております。新谷先生は、これまで二五万人というたくさんの人の腸を内視鏡で検査してこられた結果、宿便の存在を確認されたからこそ、その用語を堂々と使っておられるのだと思います。そこで筆者は一応、宿便とはどのようなものかという定義を作っておくことに致しました。それは次のようなものです。

★宿便の定義：胃腸の処理能力を超えて、負担をかけ続けた場合、腸管内に渋滞する排泄内容物を総称して宿便という。

これを説明するのに高速道路で走っている自動車を例にとってみることにします。今、Aなる高速道路があって、毎分一〇〇台の自動車が走れるように設計してあるとしましょう。この道路に毎分一〇〇台以下の自動車が走っている場合は、渋滞が起こらないのです。

ところが、今一分間に一五〇台もの自動車が突っ込んできたら「定員」オーバーで五〇台分の自動車は渋滞してしまいます。それにもかかわらず、後から後から毎分一五〇台もの自動車が侵入してきたら、この高速道路はもはや動きがとれなくなってしまうでしょう。このような場合には、まず通行止めか又は極度に通行制限を行なって、渋滞している自動車を一台また一台とさばいてゆくことです。これより他には方法がないわけです。

さてそれでは人間の胃腸の場合はどのようになるのでしょうか？

人間の胃腸と言っても、各人それぞれ体質とか、体格などに違いがあり、胃腸の処理能力は皆違っております。しかし、その違いはあっても、各人が自分の胃腸の処理能力を超えないように注意して食べておれば、食べたものが完全に消化吸収され、完全に排泄されてしまいますから宿便は渋滞しません。

もう一つ例を挙げると、一〇の処理能力がある人なら八くらい、一三の処理能力がある人なら一一、八の人でも七くらいの食事量にしておけばよいわけです。しかし実際には、自分の胃腸の処理能力がどれくらいあるのか、正しく知っている人が極めて少ないのです。そして又、処理能力がわかっていても、その処理能力以内に食事量を控えておくことが、なかなかできないのです。

今、一日二五〇〇キロカロリーの処理能力がある人が、夕食のすき焼をおいしさにまかせて、腹一杯食べたとします。おまけにビールを中ビンで三本、それにピーナッツを一袋食べてしまいました。合計すると、三三〇〇キロカロリーにもなっているではありませんか。

これでは明らかに、処理能力を超えてしまっておりますから、ある程度腸管内に渋滞することは明らかです。たとえ、毎日排便があってもやはり宿便としてある程度渋滞しているのです。この渋滞したものをさばくのには、交通マナーの場合同様、通行止め（断食）か、通行制限（減食）することが一番良いのですが、これがなかなか簡単にできないのが凡人の悲しさです。一晩寝て翌朝起きても、まだ腹はもたれた感じが強く、食欲は出てきません。そこで今日一日はうんと減食しなければならないと考え、朝食は食パン一枚と牛乳コップ一杯だけで済まして会社へ出てゆきました。そして昼食も軽い食事にしておこうと思っていたのに、昼になって親しい同僚が出張から帰ってきて、その土産にと寿司を手渡してくれました。そしたら、急に気が変わって、最初一切れか二切れくらいならよかろうと食べだしたのに、もうブレーキがきかず、二人前全部食べてしまった。

こうなるともう大胆になって、夕方帰り道、いつもの飲み屋へ入って、また一杯酒を飲み、帰宅すると田舎から伯母が来ていて「お前の大好きな〝カニめし〟を持ってきたよ」というではありませんか。そこで酒に酔った勢いから、伯母の目の前でそれを全部食べてしまった。

しかし、これを他人事のように笑ってはおられないのです。たいていの人は日常、このようなことをくり返しているわけです。その結果、腸の中には、処理し切れない食物残渣が渋滞してくることになるのです。しかし、人間の場合は交通渋滞とは少し違って、胃や腸が渋滞したものを収容するため、長く伸びたり、横に膨らんでくれるので助かるのです。

### (3) 変形した胃・腸管が難病の元

しかし、横に膨らんだ腸は、ちょうど風船玉のようになり、その結果として蠕動運動が鈍ってくるのです。これがひどくなったのが「腸マヒ」という状態になるのです。ここでは食物残渣が渋滞したまま、盛んに腐敗と発酵がくり返され、いろいろな有害物質が産生されます。しかし働きの鈍った腸管は、これらの有害物をスムーズに下部腸管へと送り出すことができず、食物残渣つまり宿便の溜まり場となってしまうのです。

一方、縦の方に長く伸びた腸は、重力の関係で下の方に垂れ下がってきます。垂れ下がった腸管は安定が悪いから、あっちこっちと癒着し安定をはかろうとするわけですが、癒着したところで、少し捩《ねじ》れたりして変形してきます。そのため、腸の内容物がそこをスムーズに移行できなくなり、その部位での渋滞が始まるのです。つまり、宿便が溜まってくるわけです。

以上のごとく、毎日のように食べ過ぎが続いても、直ちにはその影響が表に現われないのを良いことに、腹一杯食べて幸せ？　な日が送れると喜んでいるうちに、何年か経って難病が表に顔を出すような頃になると、腸管の変形はすでに相当進んでしまっているのです。だいたい難病を患う人達は、多少の差はあっても以上のような変化が腸管内に起こっているものと筆者は信じて疑いません。過食・飽食を続けてきた、つまり、動植物の「いのち」を粗末にしてきた報いを受けることになるわけです。

## （4）断食と少食の習慣が治す

難病の患者さん達が長年苦しんでも治ってこないのは、この変形（腸が伸びて癒着したり、膨らんだりしたもの）に気がついておらないからです。主治医ですらそのようなことに気が付かず、病気の現われた局所の治療だけに目が奪われているのですから、これではいつまで経っても「難病」のままで一向に良くなってこないのです。断食療法が、このような難病（たとえば慢性関節リウマチとか気管支喘息あるいは重症筋無力症など）に対して劇的効果をもたらすのは、この病気の根本的原因ともみられる腸管内に渋滞していた宿便を排泄するからであります。

しかし、断食療法で、難病の症状が劇的に好転しても、そのますぐに全快するものではありません。長年の過食・飽食が続いた結果、長く伸びて垂れ下がり、あっちこっちと癒着したり、また横に膨らんでしまった腸管は、そう急には元の正常な形には戻ってこないのです。そのため、断食が終って、少し食べ過ぎると、処理能力を超えてしまった食物残渣はまたすぐに膨らんだところや癒着して変形したところにはまりこんで宿便となってしまいます。その結果、いったん治ったように見えた病気が、また再発してくるのです。これは当然のことです。

したがって、難病を根治させるためには、断食療法を行なって、宿便が排泄された後も絶対に食べ過ぎないことです。つまり腹七分の少食主義を守り通し、それが習慣となってしまうよう努力することが、肝要な食養生となるわけです。こうして、少食主義がその人の習慣となってしまう中で、長年の間に伸びてきた腸管も元の正常な形に戻ってくるのです。そして全く正常な形に復帰した時こそ、難病も根治する時です。ここまできたら、その人の体質も変わっているると言えるのではないでしょうか。

ところが、世間一般の人々は、この病気の原因に気が付かず、ただ表面的な面にとらわれて、対症療法のようなことをくり返しておられるのです。ここのところをしっかり理解しておかないと、病気を根本的に治すことなど到底できるものではありません。

筆者がなぜこの問題について、くどいまでに説明を加えるか、その真意をよく汲みとっていただきたいものです。

腸管の変形こそが「万病のもと」であるということを理解できたのは、筆者四〇年の臨床研究の中での最も大きな収穫ではないかと思っている次第です。

## 2　治療法・健康法としての少食

さてそれでは、少食を実行すれば本当にいろいろな難病も良くなってくるかという問題について、その実例を挙げながら説明することに致しましょう。

### （一）アトピー性皮膚炎が治る

まず最初に、アトピー性皮膚炎が少食療法でよく治ってくるという症例を、もう一度詳しく報告しておきたいと思います。

#### （イ）「戸締まり論」

アトピー性皮膚炎の患者さんは、この二〇年余りの間で目に見えて増えてきました。現在、日本全国で約七〇〇万人の患者さんが、何らかの治療を受けていると言われますが、中にはたいへん難治性のものもあって、大きな社会問題にもなっているわけです。この病気は、アレルギー性疾患の一種で、アレルゲン（たとえば、ダニ、花粉、カビ、細菌、それに大豆や牛乳などの食物など）が外界から体内へ侵入してくるため、それを捕捉処理するために体内で産生された抗体と反応した結果、皮膚炎ができて、猛烈なかゆみをともなう湿疹が続き、患者さん達を苦しめることになるというのが医学的な見解として知られております。

したがって、まず患者さんがアレルギー反応を起こしているアレルゲンをよく調べ、そのアレルゲンが体内へ侵入してこないようにすることが、アトピー性皮膚炎の第一次対策として重要視されているわけです。

確かにそのとおりなのですが、筆者が注目しているのは、内部環境つまり腸管内環境の汚染であります。外部環境の汚染、つまりダニや花粉、カビなどのアレルゲンが、体内へ侵入してくることに対して注意することはもちろん大事なことですが、一方の腸管内環境の汚染が案外軽視されているように思われるのです。特に日本の社会では昨今、大半の人が美食・飽食・グルメで、大量の宿便を溜めておられるでしょうから、腸管内の汚染は相当ひどくなっており、そのため腸粘膜にも傷（ビラン）ができ、その傷から様々なアレルゲンが容易に体内へ侵入してくることになります。

その結果、アレルギー病が多発するのも当然なことです。むしろ、外部環境のアレルゲンよりも腸管環境のアレルゲンの方が、アトピー性皮膚炎発症の主役を占めているのではないかと思われる症例が少なくないのです。なぜなら、甲田医院へ入院して玄米少食と断食療法を行なった結果、長年困り抜いてきたアトピー性皮膚炎や花粉症、気管支喘息などにも、劇的な効果が認められるという場合が極めて多いからです。つまりアトピー対策には、アレルゲン（犯人）が体内（家の中）へ侵入できないようにすること、戸締まりを完全にすることが先決問題ではないかと筆者は考えているのです。

外界には、アレルゲンとなる犯人が浜の真砂《まさご》のごとく、おびただしい数に上ることでしょうから、それを皆洩れなく調べつくすことなどできるはずがないでしょう。そこで、外界の犯人がいくらたくさんおっても、それらが侵入できないよう戸締まりを完全にするという「発想の転換」をはかるよう提唱したいわけです。それには何と言っても、まず少食主義に切り替えて、今まで美食・飽食によって作ってきた腸粘膜の傷を治すことから、治療を始めるべきであります。

この腸粘膜の傷を治すことに力を注がずに、どうしてアトピー性皮膚炎を治すことができるのかと言いたいところです。

## (ロ)「健康合宿」の成果

これまで甲田医院では、腸粘膜の健全化に主力を注ぐ方法を応用して、アトピー性皮膚炎の治療を続けてきたわけですが、それによって注目に値すると思われる好成績が認められたのです。そこで、現代医学の先生方の中にも、この療法に関心を持たれる人が出てきて、一九九六年九月、一堂に会して相談することになりました。

この療法が果して本当にアトピー性皮膚炎に効果があるのか、現代医学的な検査をいろいろと行なって確かめてみようじゃないかということになり、アトピー性皮膚炎の患者さん二〇名が甲田医院に入院し、合宿を行なうことに決まりました。期間は一九九六年十一月から十二月の二ヵ月間。これを「健康合宿」と呼んでいます。

参加されたのは、浜松医科大学の皮膚科、および公衆衛生科、大阪大学第三内科、兵庫医科大学の第二内科、それに岡山県立医科大学の先生方であります。

この健康合宿で入院された患者さん二〇名はいずれも、重症から中等症のアトピーで長年困り抜いてきたという人達がほとんどでした。

さて、この結果は筆者自身にとっても、非常に気にかかることで、緊張した二ヵ月間でしたが、予想以上の好成績が認められほっとしました。これらの成績がまとめられ、昨年（一九九八年）十二月に神戸市で行なわれた、第四十八回日本アレルギー学会総会（会長、大阪大学総長、岸本忠三博士）で報告されておりますので、参考までにその一部（抄録）をここに転載することに致します。

●演題一八七、アトピー性皮膚炎に対するエネルギー制限食及び温冷交互浴等の有用性についての検討

○甲田勝康[1]、田中敏郎[2]、竹内明[3]、田部井利男[3]、荒浪曠彦[4]、坪井宏仁[1]、福原宏一[5]、瀧川雅浩[4]、竹内宏一[1]、政本幸三[6]、甲田光雄[7]、岸本忠三[8]
浜松医大公衆衛生[1]、浜松医大皮膚科[4]、大阪大学第三内科[2]、サンスター[3]、サンスター診療所[5]、大阪成蹊女子短大[6]、甲田医院[7]、大阪大学総長[8]

[目的] アトピー性皮膚炎に対する非薬物治療の有用性について検討する目的でエネルギー制限食などを行った。
[方法] 中等度及び重症の成人型アトピー性皮膚炎患者二十名（男性六名、女性一四名、十五

〜三十六歳）に対し、非薬物治療を約八週間実施。朝食：生野菜二五〇gの泥状ジュース、昼食及び夕食：玄米とトウフを中心とした食事、計一〇八五カロリー／日、入浴：冷水及び温水に交互に首まで浸る。

［結果］皮膚症状（SORAD index）は治療前四八・五±一七・九から治療後二四・四±一六・五にLDH-5は治療前四五・八±二一・三から治療後三六・〇±一二・八にEosino philは治療前四二三・八cells／u±三六六・七から治療後二一二・八cells／u±二六六・八に、それぞれ有意に低下した。

［結論］エネルギー制限食や温冷交互浴などの非薬物治療がアトピー性皮膚炎症例に対して有効であることが示唆される。

●演題一八八、アトピー性皮膚炎に対するエネルギー制限食及び温冷交互浴等の効果の免疫学的機序に関する検討

○田中敏郎、[1] 小谷麻由美、[2] 竹内明、[2] 田部井利男、[2] 政本幸三、[3] 福原宏一、[4] 甲田勝康、[5] 瀧川雅浩、[6] 甲田光雄、[7] 岸本忠三[8]
大阪大学第三内科、[1] サンスター、[2] 大阪成蹊女子短大、[3] サンスター診療所、[4] 浜松医大公衆衛生、[5] 浜松医大皮膚科、[6] 甲田医院、[7] 大阪大学総長・岸本忠三[8]

［目的］先に我々はエネルギー制限食等のアトピー性皮膚炎（AD）に対する改善効果につ

いて示唆した。本報告ではその免疫学的機序についての検討結果を述べる。

[方法] 上記治療を施した中等度及び重症の成人型AD患者二十名の皮膚症状（SCORAD指数）、血液、尿サンプル等のデータを採取し、考案に供した。

[結果] 血清中のIgE量はSCORAD指数、尿中PGE2排泄量、またT細胞のIL-4、IL-5、IL-4/IFN-γ産生比と相関を示した。

IL-5の産生低下が認められたがT細胞のIL-4/IFN-γは改善されておらず、またCD23陽性細胞数にも変化がなかった。

退院二ヵ月後ではIgEの減少とともに、T細胞のIL-4/IFN-γ産生比が改善していた。

[結論] 本療法のADに対する改善効果は、早期には末梢血好酸球数の減少（分化抑制）に、後期にはTh2細胞の分化の抑制に起因することが示唆される。（以上、原文のまま転載）

以上の学会報告文は専門用語のため、少しわかり難いところもありますが、要するに二〇名の患者さんのほとんどに効果が認められたということになります。薬を一切使わずに、少食を基本とした西式健康法の実行で、重症および中等症のアトピー性皮膚炎がわずか八週間（約二ヵ月間）という、比較的短い日数で良くなってきたことに大きな意義があると思います。

この健康合宿の成果を知った人達の中からもう一度健康合宿をやって欲しいと希望されたこともあって、一九九七年の八月いっぱい第二回目が甲田医院で行なわれました。今回は「すこやかな子供を育てる勉強会」（会長、吉永富美子養護教諭）が主催で、アトピー性皮膚炎で悩んでいる子供達一七名が参加しました。四人の養護教諭も一緒に泊まり込んで、患者さん達の健康指導に当られたのであります。

その結果、第一回の健康合宿と同様、一七名全員の症状が軽快するという好成績が認められたのであります。この合宿の体験をまとめられたものが、このたび創元社より『アトピーの健康合宿に学ぶ』という題名で出版されました。

## （2）慢性関節リウマチが良くなる

### （イ）「健康合宿」の成果

慢性関節リウマチ（以下リウマチと略称）は、現在自己免疫疾患の一種として、厚生省で難病に指定されており、日本ではだいたい一〇〇人に一人がこの病気にかかっております。つまり約一二〇万人のリウマチ患者がおられるということになります。その中で約半数の六〇万人は症状も重く、歩行困難となり、床についている状態であります。難病と言われるだけあって、一度罹患するとなかなか治らず、次第に進行してゆき、やがて寝たきりになってしまう人も少なくないのです。

現代医学でいろいろと治療法が研究されておりますが、まだ根治法は開発されておらず、鎮痛剤や時にはステロイド剤を使っての対症療法が行なわれているにすぎません。このような治療法を長年受けて治らず、また東洋医学の漢方や鍼灸なども試みたが結局好転せず、迷った挙句当院の治療法に望みをかけて、来院される患者さんが多いのです。このような患者さんに、西式健康法を基本とした玄米少食療法を応用し、さらに断食療法をも併用すると、著効が現われ痛みも劇的に軽快するという症例が少なくないのです。

そこで、先述のアトピー性皮膚炎の健康合宿に引き続き、リウマチの患者さん達にも健康合宿を行なって、その成果を現代医学の検査で確かめようではないかとの相談がまとまりました。一九九七年九月のことです。

こうして、一九九七年十一月と十二月の二ヵ月間甲田医院に一五名（男子二人、女子一三人）の患者さんが健康合宿に参加されました。いずれも、長年リウマチで苦しんでこられた、重症又は中等症の患者さんでした。また診療、検査などの御協力をいただいたのは、大阪大学第三内科、東京大学第一内科、浜松医科大学・公衆衛生、愛知医科大学病理学教室、およびサンスター臨床研究室であります。

さて、その結果ですが、健康合宿に参加された一五名の患者さん全員に「症状の好転軽快」という素晴らしい成績が認められたのであります。これには、患者さん達はもちろん、検査や診察を担当された先生達もこの予想外の好成績に驚くほどでした。

患者さん達は長年の病状経過から、リウマチは一生治らないという気分になってしまっており、合宿が始まった当初は、果して本当に自分の病気が良くなるのかという不信の念を持っておられたわけです。したがって、合宿の雰囲気も、何となく沈んだ暗くて陰気なものでした。

しかし、あの人もこの人も症状が好転し、痛みが楽になったと、朝礼で明るい報告をされるようになってから、その暗い雰囲気が一ぺんに吹き飛んでしまいました。このような雰囲気が日一日と高まってくるにつれ、合宿は本当に見違えるような明るいものに変わってしまったではありませんか。

あちらでもこちらでも笑い声が絶えない日々が続き、終り頃には何と「痛みが癒される会」までできたのであります。この会は「リウマチは決して不治の病ではない、やりようによっては治るのだ」ということを、この病気で苦しんでいる人達に、自分達の体験を通してお伝えしようではないかという目的で結成されたわけです。

この合宿の成果については、東京大学第一内科から論文が学会へ報告されております。しかしここでは紙面の都合で省略することに致します。

## (ロ) リウマチも宿便が原因？

このリウマチ健康合宿では、少食療法に加えて断食療法も三回（三日、五日、五日）行なっておりますが、この断食療法でリウマチの症状が目に見えて好転し「リウマチには断食療法が効く」との筆者の自信をさらに決定的なものにしてくれました。

従来から数多くのリウマチ患者に、断食療法を行なって参りましたが、そのほとんどの患者さんは、断食によって症状が好転しております。それゆえ今回の健康合宿でも、断食療法が効

**表3　スマシ汁断食**

| |
|---|
| ３合（540cc）の水の中へコンブを10ｇ入れて煮沸し、ダシが出たらコンブを引き上げる。その後ショウユ30cc、黒砂糖30ｇを加え、少しさましてからそのスマシ汁を全部飲む。これが一食分。<br>一日２回同じスマシ汁を飲む．このほか生水と柿茶を計１～1.5ℓ飲む。<br>その他一切の飲食物を口にしない。 |

くに違いないとの予測はありませんでしたが、一五名全員が揃って好転してきたのには驚きました。やはり「断食療法はリウマチに効く」ということを確信を強く持った次第です。

また、断食によって待望の宿便が排泄される場合は、特に目立って痛みが軽くなってくることを患者さん達も自覚されたのです。してみると、リウマチは宿便の渋滞と密接な関連があるということが理解できるわけです。

断食療法でリウマチが良くなるということは、ドイツのアオエルバッハ（Auerbach）病院のバッハ（Bach）博士が、第三回国際リウマチ治療学会で報告しておられます。その報告では、断食によって免疫抗体（ＩｇＧ、ＩｇＡ、ＩｇＭなど）が上昇するほか、好中球の殺菌活性が上昇し、キラー細胞も増加することがわかっております。しかし、断食療法による宿便排泄のことには何の報告もないのです。

そこで筆者は、断食による宿便の排泄が、リウマチの治療には必須条件であるということを、附加しておきたいと思っております。

また、リウマチと宿便との関係について、次のような一症例を紹介しておきたいと思います。今はリウマチを完全に克服して、元気一杯の幸せな結婚生活を送っているＴさん（二十六歳）は、中学生の頃リウマチで、た

図6　リウマチの痛みと宿便排泄の関係

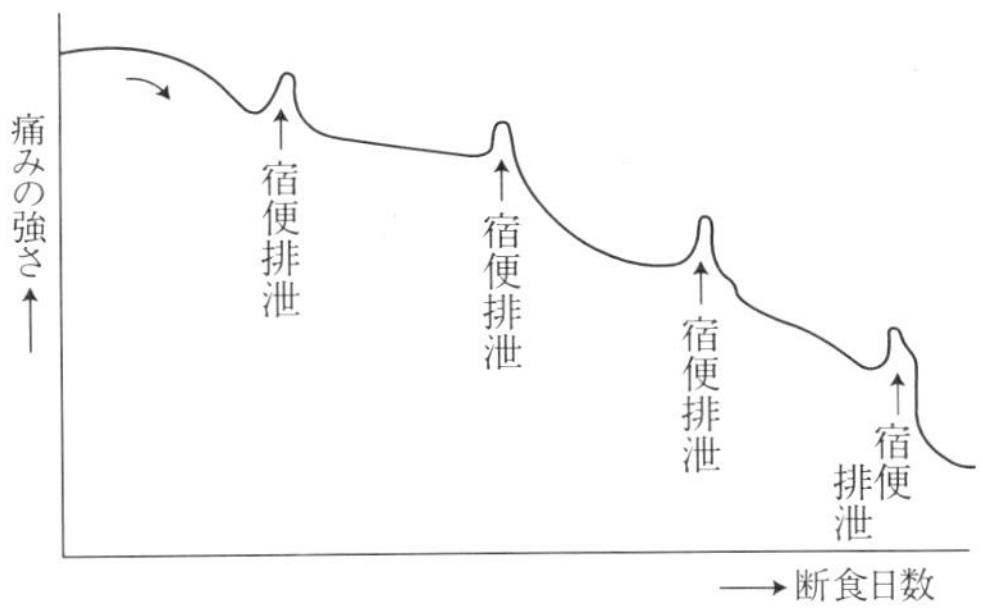


いへん困っていたのです。中学二年生の時、甲田医院へ入院し、少食療法と断食療法でたいへん良くなって退院しましたが、家に帰ってから、規定された少食が守られず、過食が続いた結果、また痛みが出てきて、元に戻ってしまいました。

　そこで再度甲田医院へ入院することになったわけですが、お母さんがTさんを背負ってこられた姿を今でも思い出します。この二回目の入院中、お母さんがずっとつき添って看病しておられましたが、あるときは前途を悲観し、母子ともども三階の病室から飛び降りることも考えたということです。

　このTさんが、二回目の入院中に七〇日間の断食（スマシ汁断食、表3参照）を行ないました。この断食で著効が現われ、さしもの難病がすっかり治ってしまったのです。

　この断食中、不思議なことが起こりました。断食に入ると、リウマチの痛みは日一日と軽くなってきますが、急に痛みが強くなってオヤッと不思議に思うことがたびたび起こるのです（図6、参照のこと）。

　断食中、急に痛みが強くなり、これはいったいどうなるのかと不安になりますが、それに続いて宿便が排泄されます。するとその後は痛みが一段と軽くなってくるではありませんか。このようなことが何回となくくり返されると、宿便の排泄とリウマチの痛みとの関係がよくわかってくるのです。最後の頃になると、Tさんは断食中の痛みが強くなってくるのを、むしろ楽しみに迎える気持ちになっておりました。

このような症例を数多く観察しておりますと、リウマチは宿便の停滞が大きな原因の一つだと考えざるを得ないではありませんか。

図7　リウマチの発病

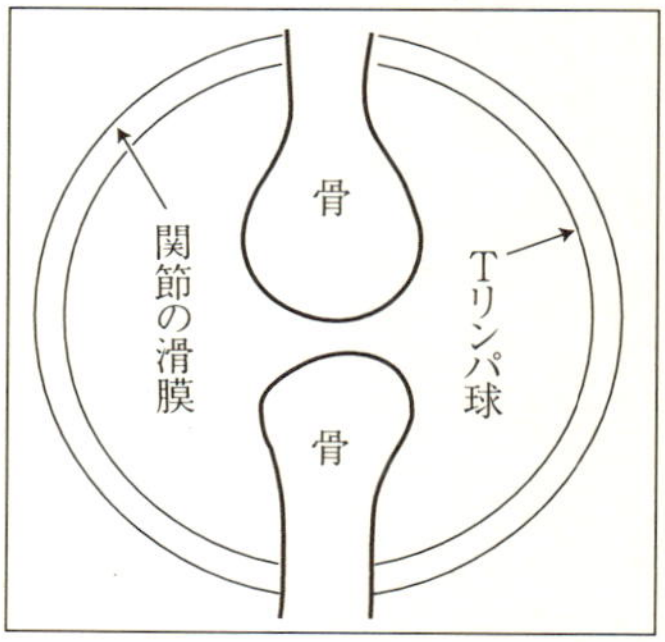


## （八）自己免疫疾患と宿便

ところで、リウマチがどのようにして発病するかということですが、それはだいたい次のように考えられております（図7参照のこと）。

関節リウマチを例にとると、関節腔において免疫細胞のTリンパ球が、関節膜（滑膜）を異物と誤認して攻撃を加えてしまうのです。そのため滑膜に炎症が起こり、次第に増殖して厚くなるとともに、その炎症が関節を構成している軟骨や骨の組織にまで進展し、破壊してしまうというのが、発病してから次第に増悪する経過であります。ここで、Tリンパ球がなぜ自分と同じ個体の組織を異物と誤認してしまうのか、これが自己免疫疾患の謎で、まだその原因ははっきりと解明されておりません。

元来、生体は外界から異物（細菌類やカビ、ダニなど）が侵入してくると、これを排除するため免疫細胞（リンパ球やマクロファージなど）が活動し、また抗体を作って異物を捕捉処理する能力を獲得するようになるのです。その結果、腸チフスや天然痘などに罹《かか》っても自然に治ってしまい、免疫力ができてくるわけです。

一方、ダニや花粉それにある種の食物（牛乳や卵、大豆など）の異物（抗原）が体内へ侵入してきた場合、それらの異物を捕捉処理する反応が過剰に起こってしまうのがアレルギー反応と言われているものです。しかし、異物が外界から侵入してくる場合と違って、自分の細胞や組織を異物と誤認してしまって、リンパ球などが反応するとなるとこれは厄介です。これがいわゆる自己免疫疾患と言われているもので、慢性関節リウマチもその中に入るのです。

ところで、Tリンパ球は、胸腺の中で教育を受け、自分のものか、それとも異物かを明確に識別する能力のできたものだけが、胸腺から外へ出てゆくようになっているのです。つまり「優等生」のリンパ球だけが外へ出てゆくわけで、これは全体のリンパ球の約五％です。残りの九五％のTリンパ球は、落第生として胸腺の中にとどまり、アポトーシスという「自殺」によって死んでゆくのです。

人体内では非常に厳しい選別が行なわれており、今の社会のように、落第生でもまあまあと大目にみて、卒業させてしまうようなことは許されないのです。

ところが、年月が経つにつれて、この厳しい選別に狂いが生じ、落第生のTリンパ球も胸腺から血液の中へ出てゆくようになると、自己と自己でないものとの識別がうまく行なわれなくなってしまいます。その結果、自己の組織（たとえば関節の滑膜組織）を異物だと誤認して、攻撃を加えてしまうようになるのが、つまり関節リウマチであります。

それではなぜ、自己と自己でないものとの識別能力が狂ってしまった落第生のTリンパ球が、胸腺から血液の中へと出てゆくようになってしまうのかという問題ですが、これに宿便の停滞が関連していると、筆者は考えているわけです。つまり、断食や少食によって宿便が排泄されると、リウマチの症状が劇的に好転することから、そう考えざるを得ないのです。

## (二) Tリンパ球は腸管内でもできる

ところで、私の考えの充分な裏付けとなる研究報告がなされました。

Tリンパ球は胸腺内でできるだけではないことが最近の研究でわかってきたのです。つまり腸粘膜の中で、Tリンパ球を自前でつくり出す新しい組織があることを、慶応大学医学部助教授・石川博通先生（免疫学）と北海道大学医学部教授・岩永敏彦先生（解剖学）らの研究グループが世界で初めて発見されたのです。この研究成果は、アメリカで発行されている科学誌「サイエンス」に発表しておられます。

これは本当に画期的な大発見です。これまでTリンパ球は、胸腺でのみ産生されると考えられていたからです。もし、Tリンパ球が腸粘膜の中でもできるのであれば、T（胸腺）という名称も変更しなければならないでしょう。石川先生らの研究グループは、人間の腸粘膜内にあるこれらのTリンパ球も、生体防御の重要な任務を担っていることを明らかにされたのです。

これによって腸は、免疫器官としても重要な働きをしていることがわかってきたわけです。してみると、リウマチの発病原因が腸管の異常、つまり宿便の渋滞による内部環境の汚染と密接な関係があると考えても、決して間違いはないでしょう。

表4　大腸菌O-14株の抗体価

| | 人数 | O-14株の抗体陽性 | |
|---|---|---|---|
| 健康な人 | 60人 | 0 | |
| リウマチの患者 | 83人 | 血清 | 40% |
| | | 関節液 | 65% |

表5　断食・少食によるO-14株抗体価の変動

| | | 入院時 | 退院時 |
|---|---|---|---|
| O-14株抗体価 | 陰性 | 15人中9人 | 15人中9人 |
| | 陽性 | 15人中6人（40%） | 6人（この内4人は抗体価が有意に減った） |

### (ホ) 大腸菌O-14株とリウマチ

この問題について、愛知医科大学教授・青木重久先生（病理学）が、たいへんユニークな研究を進めておられます。それは大腸菌とリウマチとの間に、密接な関係があるというものです。大腸菌の中でも特にO-14株がそれです。大腸菌のO-157株については、一九九六年岡山県や大阪府（堺市）などで大きな「食中毒」感染症が発生し、社会的問題にまでなったことを読者の皆様もよく御存知でしょう。

そのO-157株と同じ、O-14株の大腸菌について、その抗体がリウマチの患者さんに非常に多く認められることが青木先生の研究でわかってきました（表4参照）。表4から、O-14株の抗体が陽性の人にリウマチの多いことがわかるでしょう。

さて、それでは少食と断食を行なった場合この抗体価がどのように変化するのでしょうか？これを調べるために、このたび甲田医院で行なわれたリウマチの健康合宿で、一五名の患者さんについてO-14株の抗体価を、入院時と退院時に採取した血液で測定してみました（表5参照のこと）。

表5を見てわかるように、健康合宿に参加した一五人中六人（四〇％）は、O-14株の抗体陽性であったが、その内の四人は退院時の価が入院時より、有意に減少していたのであります。この成績からも今回のリウマチ健康合宿の成果がわかると思います。

以上のことからも、リウマチと腸の内部環境とが密接に関連していると考えられるでしょう。

### （3）膠原病が少食で良くなる

慢性関節リウマチは、膠原病の一種でありますが、このリウマチが少食で良くなってくるとすれば、同じ膠原病の多発性硬化症や全身性エリテマトーデス、それに強皮症なども少食で治るのか？　との疑問が出てくるのは当然でしょう、答はその通り。少食で、膠原病は良くなってくるのです。

甲田医院へは、以上に述べた膠原病の患者さんがたくさん来ておられます。これらの患者さん達に表6、又は表7のごとき治療法を実行するよう指導してきましたが、一部の例外を除き、

**表6　膠原病の治療法（一例）**

1．朝食…数種類の生野菜泥状200ccを食べる
2．昼食…玄米飯（米80ｇ）……主食
　　　　トウフ$\frac{1}{2}$丁（約200ｇ）
　　　　煮ヤサイ一皿（約100ｇ）
　　　　キヌコシゴマ10ｇ
　　　　スピルリナ10錠、エビオス10錠
　　　　（トウフ～スピルリナ10錠、エビオス10錠）…副食
3．夕食前にまた生野菜の泥状200ccを食べる
4．夕食…昼食と全く同じ
5．生水と柿茶を１日計１～1.5ℓ飲用すること
6．スイマグ（緩下剤）を毎朝20ccを１合の水で飲む
7．平床寝台…平板の寝床に仰臥し、半円形の硬い木枕を用いる
8．金魚運動１日３回　１回　２分
9．毛管運動１日３回　１回　２分
10．合掌合蹠運動１日３回　１回　100ぺん
11．背腹運動１日３回　１回　10分
12．裸療法１日３回
13．温冷浴１日１回、水→湯→水→湯→水→湯→水→湯→水（１分ずつ）
14．毎週１回の１日スマシ汁断食を行なうこと

だいたい良好な経過を辿って症状の好転軽快が認められております。問題は、これらの患者さん達のほとんどが、まず現代医学の治療を受けておられるということです。そのため、副腎皮質ホルモン剤の投与を受け、それが数年にもおよんでいるという方も少なくないのです。

この副腎皮質ホルモン剤を大量に、また長期間使っている患者さんが、実は一番困るわけです。このような薬を使わず、発病してからなるべく早期に甲田医院へ受診し、表６又は表７の治療法を実行されたら、案外早く治ってしまうと思われる患者さんが多いので、たいへん残念です。この副腎ホルモン剤の投与を受けていると、肝臓と腎臓の「生命力」が弱ってしまい、甲田医院での治療を実行するようになってからも、

**表7　膠原病の治療法（一例）**

1．朝食は抜く
2．昼食…
   - 生野菜
     - 葉
       - ホウレンソウ
       - シャクシナ
       - ニンジン葉
       - キャベツ
       - 春菊
       - 計250ｇ（ミキサーで泥状にしそのまま食べる）
     - 根
       - 大根オロシ　100ｇ
       - ニンジンオロシ120ｇ
       - ヤマイモオロシ　30ｇ
       - 計250ｇ（食塩又はショウユを適量入れて、そのまま食べる）
   - 生玄米粉（100ｇ）
   - トウフ$\frac{1}{2}$丁（200ｇ）食塩は１食につき５ｇ

3．夕食…昼食と全く同じ
4．生水と柿茶合計１日１〜1.5ℓを飲用する
5．スイマグ（緩下剤）を毎朝20cc、１合の水で飲用する
6．以上のほか、一切の飲食物を口にしないこと
　なお、表１の西式健康法を同様に実行すること
7．以上の食事を３ヵ月実行してから、毎週１回の１日スマシ汁断食も行なうこと

治るまで長い期間苦しまねばならないのです。

したがって、表6や表7のような治療法が、一日も早く現代医学の中で正式に認められ、受診されるすべての膠原病の患者さんに応用されることを熱望して止みません。

膠原病の治療のための食事などは、現代栄養学の常識に捉われて、必要以上に食べさせるから、治るものも治らないのです。

膠原病を難病にしてしまっているのは、この現代栄養学に盲点があるからなのです。現代栄養学の常識を破るような、思い切った少食を実行すれば、決して難病ではなく、案外早く治るものであることを知ってい

ただきたいのです。

## （4）気管支喘息や花粉症が少食で治る

次は、気管支喘息や花粉症なども少食で治ってくることを強調しておきたいのです。

先に、アトピー性皮膚炎がなぜ少食によって良くなるのかという疑問について、説明しておきましたが、気管支喘息や花粉症も、アトピー性皮膚炎と同じアレルギー病でありますから、気管支喘息や花粉症も少食で治るはずだと考えられるのは当然のことです。

果して本当に治ってくるのか？ 治ってくるのです。

甲田医院では、すでに気管支喘息および花粉症などのアレルギー性疾患に対する多数の治験例があり、いずれの場合も少食療法が確実にこれらの疾患に効果があるということが、よくわかっているのです。筆者は、気管支喘息の患者さんを診察する時、胸部の所見よりもむしろ腹部の所見を重要視してきました。つまり、腹の具合を診れば、その人の気管支喘息の状態がよくわかるのです。

しかし一般には、気管支喘息は呼吸器の病気であると考えられております。患者さん達もそのように信じておられるのですから、筆者がお腹ばかり診て、胸の方はいっこうに診てあげないので、不信の念を抱かれる人も時々あるわけです。ある時、診察室で腹部の診察を行なっていると「先生、私の病気は気管支喘息ですよ」と患者さんから言われたことがあります、やはり、筆者の診察態度に不信の念を抱かれたのでしょう。無理もないことです。

そこで筆者は「腹の具合を診れば、喘息の状態がよくわかるのですよ。安心しなさい。喘息は、腸の中に溜まっている宿便が排泄されて、『腸マヒ』が治ってくると、発作がぴたりと止まってしまうのです。だから毎日、腹具合の変化をこうしてよく診ているのですよ」と説明してあげると、よく理解してくれました。また実際に、修練を積むと、腹具合で喘息の状態がよくわかるのです。

しかし一般の常識では、気管支喘息にしても、また花粉症にしても、発病の原因は外界から侵入してくる花粉やカビ、ダニなどのアレルゲンであると考えられており、それらの対策に没頭しているわけです。ここに、現代医学の大きな盲点があると、筆者は強調したいのです。

たしかに、気管支喘息にしてもまた花粉症にしても、アレルギー性疾患であることには間違いないでしょうが、腸管内の汚染、つまり宿便の停滞、およびそれにともなう「腸マヒ」によって引き起こされる自律神経の失調という問題に、まだ目が向けられておらないのです。この問題に関心が向けられ、その研究が進んだときこそ、気管支喘息や花粉症などアレルギー病の治療に画期的な成果が現われるものと筆者は確信しております。したがって、宿便の停滞およびそれにともなう「腸マヒ」を治す少食療法が、大きな効果をもたらすものであることを理解していただきたいのです。

## （５）便通が良くなる

さて、少食で宿便が排泄され、それにともなう「腸マヒ」が治ると、腸の蠕動運動がぜん活発になってくるのです。その結果、便通が良くなってくることは当然のことです。長らく便秘症で困っていた人でも、毎日快便がみられるようになるわけです。

便通について「一日一回便通があるが、どうでしょうか？」との質問をされる人が多いようですが、これはあまり賢明な質問ではありません。たとえ毎日一回の便通があっても、その便の出方に問題があるのです。宿便が完全に排泄され、「腸マヒ」もない人が玄米菜食の少食を守っている場合に出てくる毎日の快便と、宿便をたくさん溜めている人が大食いしてトコロテン式に出す便とでは、全く様子が違うのです。

宿便がたくさん溜まっていても、毎日便通があるから、便秘していないと考えていると、たいへんなことになってしまうということは、前にも述べておきましたが、世間一般の人は、とにかく毎日一回便が出ていたら、それで何も心配はないと早合点し、それ以上深く考えようとしません。しかし、ここに大きな問題があるわけです。

この辺のところが、便通に関する重大な盲点であると言えましょうか、この盲点に気が付くためには、一度断食療法を行なって、これまで溜まっていた宿便を全部排泄し、腸がよく動くようになった状態をまずよく覚えることです。そして、腹七分の玄米菜食を続けながら、毎日出てくる便の状態をよく観察し、断食する前の宿便がたくさん溜まっていた頃の便の出方と、どこが違うかを比較すればよいのです。

宿便のない人が、玄米菜食の少食を守りながら、排泄する毎日の快便こそは、健康のシンボルと言ってもよいほどに「立派なもの」であります。しかも、それにともなって、心身の状態も本当の健康感というものが得られるのです。

筆者は常日頃から、健康とは「無感の状態」を感得することだと申し上げておりますが、本当の快便が毎日出る人にのみ、この無感の状態が感得されるのであります。自分の胃や眼あるいは鼻などがどこにあるのか全く感じられない人こそが、健康の状態にあるわけで、胃がもたれたとか、眼がかすむ、鼻が詰まって苦しいなどの症状が出て無感になれない人は、健康でない証拠です。このゆえに無感の状態を感得できるような人間になることが、「すこやかに老いる」ための必須条件となるわけです。

それには何と言っても、腸管内に停滞している宿便を排泄して腸マヒを治すことが、先決条件となるのです。

したがって、少食生活が習慣となるように努力することです、それによって毎日快便が得られるようになれば、もうしめたもので、すこやかに老いる切符を手に入れたと言ってもよいのではないでしょうか。

なお、便通を良くするため、補助的効果を発揮する食物繊維の多い食品や発酵食品などを、食生活の中に積極的に採り入れることも賢明な策であると言えましょう。白米飯や白パンなどの代わりに、玄米飯や黒パンを主食とし、野菜や海藻類の多い副食を毎食欠かさず食べるように工夫することです。最近玄米の中でも発芽玄米が脚光を浴びておりますが、これは「いのち」のある最も新鮮なものであり、栄養学的にも理想的なものであると思います。

また腸内の善玉菌を増やす目的で食べられるヨーグルトや納豆、乳酸菌製剤などの発酵食品も、便通を良くする作用があり、最近はその使用量が急増しており、食生活改善に一役を果しているのは誠に好ましい傾向と言えましょうか。また、各種の酵母菌を含んだ酵素製品（大高コーソ、コーボン、万田コーソ、それに玄米コーソやアルガトンなど）も便通を良くし、腸内細菌叢を改善する効果が大きいとの好評が得られています。

その他に、オリーブ油を少量飲む、オリゴ糖を使って便通を良くする方法なども最近急速に普及しており、比較的良好な結果が得られているようです。

以上のごとき補助食品を上手に応用して、便通を良くしながら、本来の正しい食、つまり少食への道に一歩一歩進むことを忘れないで下さい。究極の快便が習慣として得られるようになるためには、何と言っても正しい少食生活を続けることです。これが快便を得る最も重要な鍵となるのです。

## （6）疲れにくい身体になる

少食によってスタミナが増し、疲れもあまり出てこない身体に変わってくるのです。

一般の常識としては、栄養のある肉や卵などを腹一杯食べたら、スタミナが出て、モリモリ働けるのではないかとこれまで考えられてきたのです。

日本は明治時代から大正時代の頃、医学の専門家は主としてドイツ医学の研究に力を注いでおりましたが、当時のドイツでは、ルブナーやフォイトなどが提唱する肉類の多い高栄養学が主流であったため、それらの栄養学がそのまま日本にも広く普及し、その影響が最近まで続いてきたのであります。

しかし最近になって、肉や卵などの多食は、スタミナの増強に役立つどころか、逆に疲れやすい身体になってしまうということがわかってきました。その一方で、これまであまり栄養がないと考えられてきた野菜や果物、それに未精白の穀類に、重要な栄養価があるということがわかり、最近はチョットしたブームになっております。中には健康食品として宣伝され、消費量が急上昇しているものも少なくないのです。

ところで、私達は健康に良いものと聞けば、なるべく多く食べたらよいと考えがちです。少しでも多く食べて、もっと健康になりたいと思うのでしょうが、これが逆に健康を損ねることになる場合が少なくないのです。

玄米は健康食だ、野菜にはビタミン類やミネラルが豊富に含まれているからというので、毎日腹一杯食べていると、結局は宿便を溜めてしまうことになるのです。その結果、疲れやすいとか、肩が凝る、時々フラツキが起こる、腹が張る等々、いろいろな症状が出てきて、苦しむことになるでしょう。

したがって、いくら栄養がある健康食品だと言われるものであっても、腹七分、できれば腹六分の少食主義を守ることです。少食生活を習慣となるまで続けてきた人達は、皆一様に毎日が快適で、疲れも少なく過ごすことができるようになっておられます。

次に、少食主義を守り続けてきた結果、潑剌《はつらつ》とした元気な生活をエンジョイしておられる方を二〜三名紹介しておくことにします。

**（イ）陽性体質に転換した例**

芦屋市に住んでおられるTさん（五十六歳、主婦）は、若い時からたいへん疲れやすく、胃腸も弱い上に、強度の冷え症で困っておられました。そのため、何とかして健康になりたいとの念願からいろいろと健康法の研究を始め、一四年前から玄米食を実行しておられます。

指導者から「貴女は陰性体質だから、生野菜や果物を食べてはいけません。また生水も飲まないように。そして玄米飯にはゴマ塩を多目にふりかけ、陽性食として食べるように」との指示を受け、それを約一二年間忠実に守ってきました。

最初の間は「これで陽性の体質に変わり、疲れにくい元気な身体になれる」と期待しておりましたが、結果は逆で、ますます冷えに弱い身体になり、疲れやすくて、外出するのも億劫になる日が多くなってしまいました。続けるほど逆の結果が出てくるので不審に思い、筆者の著

表8　Tさんが実行された養生法

| |
|---|
| 1．朝食…数種類の生野菜汁1合飲むだけ |
| 2．昼食…玄米クリーム（60g）<br>トウフ$\frac{1}{2}$丁（約200g） |
| 3．夕食1時間前…生野菜汁1合飲む |
| 4．夕食…昼食と全く同じ |
| 5．生水と柿茶1日計1ℓ飲むこと |
| 6．スイマグ（緩下剤）毎朝20ccを1合の水で飲む<br>この他に表1の西式健康法を実行すること |
| 7．毎週1回の1日スマシ汁断食を行なう（1年後から） |

注：Tさんの食事は1日約850キロカロリー。1年後、毎週1回の1日断食を行なうから、平均1日約730キロカロリーとなる。

書を見て一度この療法を試みてみたいと思い、当院へやってこられたというわけです。一九九七年三月のことです。

診察でわかったことは、Tさんが東洋医学で分類している典型的な陰虚証であることでした。全身に活力がなく、何をやってもすぐ疲れてしまうし、ひどい寒がり屋で、カイロを三つも入れて外出してきたというのです。

夏でも足袋を離すことができず、冬はコタツに入って、なかなか出てこられないほどだと言うのですから、およそどのような体質かわかるでしょう。そしてこの数年来、空腹感が全く出てこないで、胃部が常にもたれ気味、そのため生水や茶もあまり飲めない、便も三日か四日に一度少量出るだけで、快便などはこの一〇年ばかり見たこともないといった状態です。

身長一五三cm、体重四二kgの痩せ型で、顔は蒼白でいかにも弱々しいタイプです。胃は下垂して、揺するとポチャポチャ鳴っております。腸の蠕動運動も弱く、これでは便秘するのも当然のことでしょう。

そこで、このTさんに、表8のごとき養生法を自宅で実行していただくことにしました。一日八五〇キロカロリーという、思い切った少食療法です。しかも、陰性体質に青汁一合を一日二回飲むようにと指示しておきましたから、これまでの食事とは全く正反対であります。

さて、この養生法でTさんの体調がどのように変わってきたか？　一ヵ月間やって来院されたときは、西式健康法の温冷浴がたいへん辛い。水風呂の中は地獄に落ちたような気持ちだが、目をつぶって震えながらも頑張ってきたとのことです。脱力感は一層強くなったが、便通が良くなってきたこと、少し空腹感が出てきて、食事がおいしくなってきたとのことでした。

その後また一ヵ月経つと、空腹感がさらに強く出て、食事がたいへんおいしくなり、また便の量も多くなり、臭気の強い便が時々混じって出るとのことでした。これは待望の宿便が出始めたからです。これまでの玄米菜食で便通がますます悪くなってきたのは、まずその量が多かったこと、それから生水を飲まないでお茶も一日二合（三六〇cc）くらいに控えていたことが原因ではないかと考えられます。Tさんは、あまり真面目にやり過ぎ、水を飲まない食生活を続けたからです。もう少しチャランポランにやって、果物も少しは食べ、生水も適当に飲んでおれば、こんなに悪くはならなかったのではないでしょうか。

さて、その後の経過はたいへん良好で、宿便がドンドン出だしてから、腸のマヒも治りよく動くようになると、便通がぜん良くなってきました。また水がよく飲めるようになり、一日七合（一二六〇cc）飲んでも、胃にもたれるという不快な症状が出なくなってきました。さらにまた、頑固な冷え症も治ってきました。しかし、問題は体重が減って三七kgになってしまいました。このため本人は、このままの食事量でよいのだろうかと不安に思われたようですが、もうしばらく従来の食事量でやってゆくことにしました。

すると半年後頃から、この同じ食事量で体重が少しずつ増え始め、一年後には何と四四kgになってしまいました。しかも、この冬は例年になく元気で、寒がり屋を卒業するところまで薄着になることができました。そこで今度は、毎週一回の一日スマシ汁断食を行なうことにしました。この断食で、Tさんの体質を根本的に改善する効果が現われたのです。

そこでいよいよ昨年（一九九八年）九月から、表9のごとき少食のメニューにと改めることにしたのです。これで1日約六〇〇キロカロリーの少食ですが、Tさんはこの少食で、さらに一段と元気になり、これまでのような疲れやすい状態から生まれ変わったように、陽性の元気者になってしまわれたのであります。顔色もバラ色となり、生気が全身から漲《みなぎ》るように出ているのです。

**表9　最近のTさんの食事（約6ヵ月間実行）**

| | |
|---|---|
| 朝食… | なし |
| 昼食… | 生野菜（数種類混合）汁約250cc |
| 夕食1時間前… | 昼食と同じ　生野菜汁250cc |
| 夕食… | 玄米クリーム70g<br>トウフ$\frac{1}{2}$丁<br>キヌコシゴマ10g |

注：Tさんの食事1日約600キロカロリー。

このTさんの少食体験は、本当に貴重なもので、特に陰虚証ですぐに疲れるといった症状で困っておられる人にとっては、よい参考になることと思います。

世間には「自分は陰性体質だから」と生水や生野菜、果物などの陰性食品を避け、陽性食（玄米飯にゴマ塩、鉄火ミソ、ゴボウのキンピラ等）を努めて食べるようにしておられる方も意外と多くおられます。この人達は「自分の陰性体質が、そう簡単に陽性体質へと変わらない」と思い込んでいられるようですが、そうではないのです。

陰性体質になってしまった最大の原因は、頑固な宿便の停滞でありますから、この宿便を出しさえすれば案外早く陽性に変わるものであります。図8からわかりますように、宿便が渋滞することによって、「腸マヒ」が起こります。そのため、腸の蠕動運動が鈍くなる結果、腹が張ったり胃がもたれ、ゲップが出るといった症状、つまり腹症が強く出てくることになります。

この腹症で陰虚証と診断されるわけです。また宿便の停滞で疲れやすい、ひどい冷え症にもなり、典型的な陰性体質になってしまうのです。

図8　陰性体質から陽性体質への転換

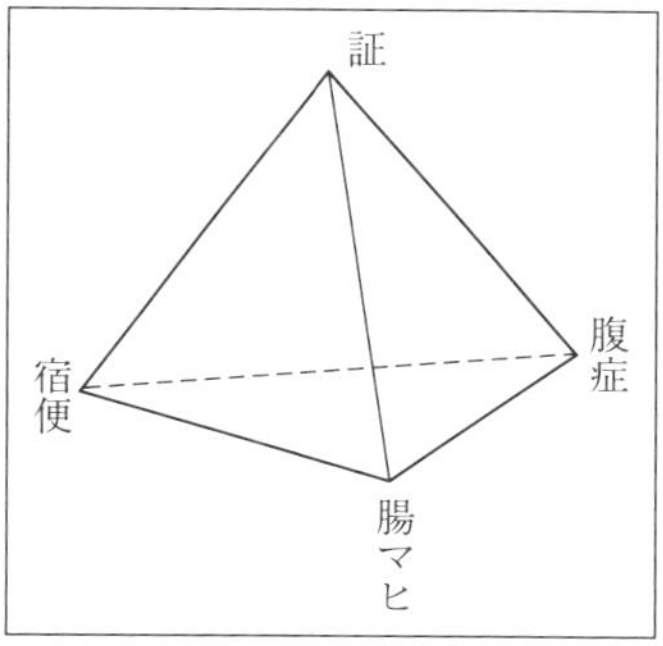


さて、こういった人が少食生活に入ると、まず宿便が排泄され、それにつれて頑固な腸マヒが治り、腸がよく動くようになってきます。すると、腸管内に発生したガスもスムーズに下部腸管へと送られ、体外へ排泄されますから、これまであった腹部膨満感やゲップあるいは胃もたれなどの症状（腹症）もすべて消失し、生水もよく飲める陽性の身体に変わってくるでしょう。生水がよく飲めるような身

体になると、腸の蠕動運動はまた一段と活発になり、便通も良くなって、宿便が根こそぎ排泄されることになります。

こうして陰性体質の悪循環（生水が飲めない→便通が悪くなる→宿便が溜まる→冷え症がひどくなり、腹の張るのも強く、疲れやすい身体→陰性が一段と強くなる）から、逆に陽性体質への良循環に変わってくるわけです。

したがって、自分の陰性体質は生涯変わらないかのような悲観的な思い込みはしないで下さい。

### (ロ) 少食で乳ガンが縮小した例

次は松阪市にお住いのYさんの例です。Yさんは平成八年四月、知人の紹介で甲田医院へ受診されました。当年七十六歳（無職）でした。乳ガンで、左乳房部に鶏卵大の腫瘍が認められました。

本人の希望で手術や抗ガン剤などを使う現代医学の治療を断り、甲田医院での治療に専念したいとのことでした。身長一四〇cm体重五五kg、少し肥満気味で、しかもたいへん疲れやすいとの訴えがありました。

乳ガンでもあり、甲田医院で難病の治療に応用している生菜食療法を、一応自宅で実行していただくことにしました（表10参照のこと）。これでだいたい一日一四〇〇キロカロリーの少食であります。これを毎日毎日ずっと続けながら、西式健康法の体操や裸療法、温冷浴などを実

**表10　Ｙさんが実行した生菜食療法**

1．朝食は抜くこと

2．昼食…
- 生野菜
  - 葉
    - ホウレンソウ
    - キャベツ
    - セロリ
    - ブロッコリー
    - ニンジン葉
    - 計250ｇ（ミキサーで泥状にしそのまま食べること）
  - 根
    - 大根オロシ　100ｇ
    - ニンジンオロシ120ｇ
    - ヤマイモ　30ｇ
    - 計250ｇ（塩又はショウユを入れて、そのまま食べる）
- 生玄米粉70ｇ（ハチミツ30ｇ加えてそのまま食べる）
- トウフ$\frac{1}{2}$丁（200ｇ）
- 調味料として塩分約５ｇ

3．夕食…昼食と全く同じ

4．生水と柿茶合計１日１〜1.5ℓを飲むこと

5．スイマグ（緩下剤）毎朝20ccを１合の水で飲むこと

6．以上の他は一切の飲食物を口にしないこと
　このほか、表１の西式健康法を同様に実行する
　但し、裸療法だけは１日８回行なうこと

注：Ｙさんの食事はだいたい１日1400キロカロリー。

行するのですが、Ｙさんは乳ガンという深刻な病気でありましたから、本当に真面目に実行されました。

　その甲斐あって、左乳房部の腫瘍は次第に縮小し、三年経った現在（一九九九年七月）では、もうほとんど腫瘤は触れることができないほど縮小してしまいました。それにともなって、Ｙさんの体調も年毎に良くなり、顔や肌の色艶も、七十歳後半の年齢より二十歳も若く見えるほど美しいのです。これはもう近所の皆様から驚かれるほどで、ちょっとした評判になっているそうです。さらに驚くべきことは、Ｙさんが寒さ知らずの

元気者になったことと、疲れを知らないほどよく動ける身体になられたことです。体重の方は、生菜食療法開始後六ヵ月間で四一kgとなり、約一四kg痩せましたが、その後同じ食事量であるのに増加し始め、生菜食一年で四五kgになっております。

一年半後には四六kgになり、食事の量が少し多いように思われると言われるので、昨年(一九九八年)三月から、生玄米粉、トウフおよびハチミツをすべて省くことにしました。

したがって、この一年間のYさんの食事は、表11のごときものになります。

以上のごとき食事(生菜食療法)を約一年続けた結果、Yさんはまた一段と元気になってこられました。顔色は本当に若い女性に劣らぬ程キレイで、眼の輝きが素晴らしいのです。そして、疲れを覚えぬ元気さで、一日中動き回っているとのことでした。体重の方も一日わずか五〇〇キロカロリーの少食であるのに、四七kgにも増えているのです。これは現代栄養学の常識では考えられぬことですが、しかしこれが事実なのです。

以上、二人の患者さんの例から、少食がいかに私達の疲労を解消するのに役立つかを知っていただきたいと思います。

しかし、読者の皆様の中にはこのお二人の食事量があまりにも少ないため、「こんな厳しい少食は到底実行できない」と思われる人もあるかと思います。実際またこのお二人も、いつまで今のような少食が続けられるかという問題もあります。そこでもう少し緩やかな少食、たとえば一日一二〇〇~一五〇〇キロカロリーくらいの食事でやってゆくというのでもよいのです。

**表11　この一年間のＹさんの食事**

| | | | | | |
|---|---|---|---|---|---|
| 1．朝食はなし | | | | | |
| 2．昼食… | 生野菜 | 葉 | ホウレンソウ | | 計250ｇ |
| | | | キャベツ | | |
| | | | セロリ | | |
| | | | ニンジン葉 | | |
| | | | 春菊 | | |
| | | 根 | 大根オロシ | 100ｇ | 計250ｇ |
| | | | ニンジンオロシ | 120ｇ | |
| | | | ヤマイモ | 30ｇ | |
| | 果物…リンゴ１個 | | | | |
| | 塩５ｇ | | | | |
| 3．夕食…昼食と全く同じ | | | | | |

注：Ｙさんの食事は１日約500キロカロリー。

**表12　疲労感を少なくする少食生活の一例**

| | |
|---|---|
| 1．朝食…数種類の生野菜混合汁200cc飲用 | |
| 2．昼食… | 玄米飯（玄米120ｇ）＋ゴマ10ｇ |
| | トウフ$\frac{1}{2}$丁（約200ｇ） |
| 3．夕食前…朝食と同じ生野菜汁200cc飲用 | |
| 4．夕食… | 玄米飯（玄米120ｇ）＋ゴマ10ｇ |
| | トウフ$\frac{1}{2}$丁（約200ｇ） |
| 5．生水と柿茶合計１日１〜1.5ℓ飲むこと | |
| 6．スイマグ（緩下剤）を毎朝20cc（１合の水で）飲むこと | |
| 以上のほか表１の西式健康法を実行すること | |

注：１日の食事量は約1350キロカロリー。

これくらいの少食でも、確実に疲労感の少ない身体になります（表12参照のこと）。

　これを三ヵ月実行できたら、次は六ヵ月実行して、体調の変化をよく観察していただきたいと思います。従来の疲れやすかった原因が、実は食べ過ぎにあったと本当によくわかるでしょう。

　過剰の栄養を処理するため、胃腸はもちろん肝臓や腎臓、心臓などの臓器もフル回転して働かねばならず、そのためスタミナが衰え、疲れやすい身体になっていたわけです。

このように私達の多くは、生まれついて持っている生命力を一〇〇％発揮できず、その何％かを過剰の栄養を処理するために使っているのです。考えてみれば実に愚かな、生命力の浪費ではありませんか。

### (7) 睡眠時間が短くなる

私達の睡眠が妨げられる原因にはいろいろとあるでしょう。その中でも夜の過食で深い睡眠つまり熟睡ができず、したがって前日の疲労が完全に回復できず、朝目が醒めたらまだ身体がだるくて、気持ちよく起きられないといったタイプの方が多いのです。このような状態が、毎日のように続くので困るという人は、まず夜食をやめ、夕食も少し控え目にしてみることです。テレビなどが原因で夜ふかしとなり、夜食をする人を増やしているようで、たいへん心配です。

筆者も若い頃は、この夜食の癖が長い間続いておりました。その頃、熟睡ができず夜中によく夢を見、時々恐い夢で、大きな声を出して目が醒めるといったことがありました。そして、朝の起床時は身体がだるく、無理に起きてもしばらくはじっと座ったままで、朝の活動がテキパキと進まず、イライラしていたこともしばしばでした。このように夜の睡眠が充分にできないのも「腹が減ったら眠られない」という誤った先入感があったからです。

しかし、五十歳を過ぎた頃から、その頃まで続いていた夜食の癖が改まり、時には少し空腹になった状態で寝ることもありましたが、そこでわかったことは、少し空腹気味で寝た方が熟睡できるということでした。それ以後患者さん達にも「夜食をしないように」と必ず注意してきたわけです。その結果、「夜の睡眠が深くなり、朝の目醒めがよくなりました」と喜んで報告される患者さんが増えてきたではありませんか。

さらに夕食の量も少し減らしてみると、今度は睡眠時間が少なくて済むということがわかったのです。そこでまた患者さん達にも「夕食の量をもう少し減らしてみて下さい」とアドバイスするようになったわけです。

こうして、食事量と睡眠時間との関係について体験も含めて研究を続けた結果、少食の習慣が身についた人の多くは、従来の睡眠時間より短くても、朝の目醒めはすっきりして、前日の疲労がすっかり取れていると報告されるのです。

してみると、同じ人生八〇年の生涯と言っても、少食で短時間（五時間か六時間くらい）の睡眠で、日中疲れることなく元気に活動できる人の八〇年と、過食・飽食を続け、毎晩八時間、九時間の睡眠を取りながら、まだ日中も身体がだるくて仕事の能率が悪い人の生涯とでは、その中身に大きな差が出てくることになるではありませんか。

やはり、江戸時代の有名な観相家水野南北氏が遺された名言「食は命なり」のように、その人の食事内容によって、健康はもちろん、運命までも変わることになるのです。

しかし、凡夫である私達は目の前に好物が出されると、つい先ほど腹一杯食べた後なのに、またその好物を口に入れてしまうのです。

目先の「幸せ」にとらわれて、人生の本当の幸せを失ってしまうことになるのです。ここのところをよく理解して、飽食をできるだけ慎しむようにしていただきたいものです。

## (8) 血液がサラサラとなる

一九九九年四月二十四日の読売新聞には、日本の若者はこの一三年間に心臓の冠動脈硬化が倍増しているという、厚生省研究班の調査結果が記事になっておりました。この調査では、一九九一年~九五年の間に三十九歳以下、一二五三人の病理解剖で心臓の冠動脈について動脈硬化を調べております。

その結果、一三年前(一九七八年~八二年)に二三二〇人について行なった病理解剖の結果と比較すると、冠動脈の動脈硬化が十歳台で約二倍、二十歳台で約一・七倍、三十歳台で約一・三倍に拡がっていたということです。しかも二十歳台、三十歳台では、前回と比べ硬化部分が隆起した進行性病変が多かったとのことです。血液中のコレステロール値が、この一〇年間に三十歳台で一〇mg/dl近く上昇していることもわかりました。

以上のことから、今や日本国民全体が動脈硬化の要注意者となっているのです。

ところで、一九九三年、兵庫県淡路島の苅尾診療所長・苅尾七臣先生および武庫川女子大学・清水毅教授の協力を得て、甲田医院へ通院しておられる患者さん七八名について、筆者指

**表13　甲田医院指導の少食療法（一例）**

1．朝食…数種類の生野菜混合汁200cc飲む
2．昼食…｛玄米飯（玄米110g）
　　　　　トウフ$\frac{1}{2}$丁（約200g）
　　　　　ゴマ（キヌコシゴマ10g）
　　　　　コンブ粉少々
3．夕食前1時間…生野菜汁200cc飲む
4．夕食…昼食と全く同じ
5．生水と柿茶合計1日1～2ℓ飲む
6．スイマグ（緩下剤）毎朝20ccを1合の水で飲む
以上のほか表1の西式健康法を同じように実行する

注：1日の食事量は約1200キロカロリー。

**表14　少食と動脈硬化の危険因子（平均値）**

| 検査項目 | 淡路島の一般住民772名 | 甲田医院の患者78名 |
|---|---|---|
| 血中総コレステロール(mg/dl) | 198 | 176 |
| 総コレステロールが220mg以上になったもの(%) | 25 | 9 |
| HLDコレステロール(mg/dl) | 50 | 56 |
| フィブリノーゲン(mg/dl) | 240 | 212 |
| 第7因子(%) | 109 | 98 |

導の「玄米少食療法」（表13参照のこと）によって、動脈硬化の危険因子がどのように変化するかを調べてみました。そして対象者には淡路島の一般住民七七二名について、先に苅尾先生が調査されたものを選び、その成績と比較してみました。その結果は次のごとくなっております。

表14からわかりますように、甲田医院指導の少食療法を実行しておられる患者さん達の血中総コレステロール値が、淡路島の一般住民の値より二〇mg／dlも低かったということは、注目に値する好成績だと思います。

これはまず食事の総摂取カロリーが一二〇〇キロカロリー前後という少食であること。および緑黄色生野菜を食べ、西式健康法を実行されたことも効果的であったと考えられます。

コレステロールが一mg／dl低くなると、心筋梗塞の発病率が一％少なくなると言われておりますから、二〇mgも低い甲田医院の患者さん達は、二〇％も心筋梗塞の発病が減るという計算になります。特に総コレステロール値が二二〇mg／dlを越えるものは、心筋梗塞や狭心症に罹る率が増えるという疫学調査がありますが、淡路島の一般住民では、それが二五％、つまり四人に一人もあったのに、甲田医院の患者ではわずかに九％しかなかったのであります。これは本当に批判の余地もない立派な成績であると考えてよいでしょう。

次は善玉コレステロールと言われているHDL-コレステロールですが、淡路島の住民が平均五〇mg／dl、それに対して甲田医院の患者さんは平均五六mg／dlもありました。HDL-コレステロールが少ないと、心筋梗塞に罹りやすくなるからというので、その値が三〇mg台の人は運動したり、魚を食べたり、また薬を服用したりして、HDL-コレステロールが上昇するように努力するわけですが、六mgも上昇させるのはたいへんなことです。したがって、甲田医院の患者さん達が淡路島の住民より六mgも多かったことは、素晴らしい食事法の結果であると言えるのではないでしょうか。

次はフィブリノーゲンの値ですが、一般の人々が二四〇mg／dlであったのに比べ、二一二mg／dlでしたから、約三〇mgも少なかったということになります。つまりそれだけ血液が凝固しにくいというわけです。

アメリカのウエストバージニア州復員軍人局医療センター・神経科主任のBriley博士は「フィブリノーゲンはコレステロール以上に強力な脳卒中リスクファクターである」とまで言っておられます。してみると、甲田医院の患者さんのフイブリノーゲンが一般住民より約三〇mgも低値であったということは立派な成績ではありませんか。

さらに第七因子もフィブリノーゲンと同様、血液凝固に関係するものですが、この値もやはり甲田医院の患者さん達が九八％（平均値）と出ており、一般住民の一〇九％より約一〇％も少なかったのであります。これは要するに、甲田医院の患者さん達の血液はサラサラしていて、凝固しにくいことを示していると結論してよいでしょう。

現在、高脂血症でコレステロールを下げる薬を服用しておられる人も少なくありませんが、薬にはまた鼻出血などの副作用もあり、手放しで推賞するわけには参りません。なるべく食事療法や運動療法などの自然療法で下げるのがよいのです。その意味で、今回甲田医院で行なった「少食療法」実行者の採血検査の結果は、高く評価されてもよいでしょう。

以上のことから、動脈硬化の予防または治療には、少食主義の食生活がいかに大切なものであるかわかっていただけると思います。

なおこの他に、少食生活では体内に発生する活性酸素の量が減るということもわかってきました。これは先に述べておきました甲田医院での「リウマチの健康合宿」の際に調べた結果ですが、少食生活を実行された人達の尿中に排泄される8-ヒドロキシ-デオキシ-グアノシンの量が、標準食をしておられる人々よりも有意に減っていたのであります。

体内で発生する活性酸素は、細胞の中にある核の遺伝子も攻撃してDNA（デオキシ・リボ核酸）を障害するということがわかっております。DNAは表15のように、四つの塩基からできておりますが、その中のグワニンが活性酸素の攻撃を受けて障害されると、8-ヒドロキシ-デオキシ-グアノシンになり、これが尿の中へ排泄されるのです。

そこでこの8-ヒドロキシ-デオキシ-グアノシンの量を測定すると、体内でどれだけ活性酸素が発生したかがわかるわけです。少食になると、尿中に排泄される8-ヒドロキシ-デオキシ-グアノシンが激減するとすれば、老化あるいはガンの予防に少食が有効であると考えられるではありませんか。

**表15　活性酸素とDNA**

| | | | |
|---|---|---|---|
| 細胞の核DNA | 塩基：1.グワニン 2.レトシン 3.アデニン 4.チミン | 活性酸素の攻撃 ↓ ⟶ | 8-ヒドロキシ-デオキシ-グアノシン ↓ 尿の中へ排泄 |

動脈硬化の予防にも、血中の活性酸素を少なくすることが肝要であるとの研究発表が最近続々と出てきたのをみても、少食が有効であることがよくわかるはずであります。

## (9) 肌がキレイになる

次は少食主義を守り、腹七分の玄米菜食を実行している人は、肌もきれいで年齢よりも若く見えるということを申し添えておきたいと思います。

腹七分の少食によって、まず便通が良くなり、腸内に停滞していた宿便がみな排泄される結果、体内を循環している血液も清浄になり、それが皮膚表面にも現われてくるため、肌もきれいになると考えられるわけです。

ここでは特に、美肌になる秘訣として、生玄米粉を取り上げてみたいと思います。

玄米は健康食品として広く普及し、今や何百万という多くの人達が玄米食を実行しておられるのですが、そのほとんどは火を加えて煮た玄米飯であります。たしかに玄米飯は、白米飯とは比較にならぬ程健康食としての価値が優れておりますが、しかし、生玄米粉の効果は、また一段と高いのであります。生玄米粉を食べ始めて一週間経った頃から、顔や手足の皮膚に艶が出てきて、ツルツルしてきたのを風呂に入った時などに気付かれるはずです。また表16のごとき食事を一ヵ月くらい実行されるとよくわかりますが、自分の肌が目に見えてきれいになるのに驚かれるでしょう。

こうなると、もう毎朝鏡の前に座るのが楽しみになるでしょう。もし、全国の御婦人方が皆この生玄米粉を食べ出されたら、大反響を呼び起こすことになるのではないでしょうか。

表16はしたがって、世界最高の美容食だということがわかってくるはずです。ウソか本当か

表16　生玄米粉の少食による美肌法（一例）

| |
|---|
| 1．朝食…数種類の生野菜汁200cc |
| 2．昼食…｛生玄米粉70ｇ（少し塩をふりかけて食べる）<br>トウフ$\frac{1}{2}$丁（200ｇ）<br>キヌコシゴマ10ｇ |
| 3．夕食前にもう一度生野菜汁200cc飲む |
| 4．夕食…昼食と全く同じ |
| 5．生水と柿茶合計１日１～1.5ℓ飲むこと |
| 6．スイマグ（緩下剤）を毎朝20cc、１合の水で飲む<br>以上のほか表１の西式健康法を実行すること |

注：１日の食事量は約1000キロカロリー。

一度ぜひ試してみて下さい。基本は、表16の食事を正しく守ることです。ほかにいろいろな料理を作って食べたり、また、つまみ食いをしてはなりません。少なくとも一ヵ月間は厳格に表16を実行することです。

ところで、なぜ同じ玄米食でも、火を加えた玄米飯と生玄米粉で、こんなにも効果に違いが出てくるのだろうかと不思議に思われるでしょう。筆者は、何回もこの生玄米粉の実験をやりながら、その偉大な効果を確認してきたわけですが、やはり同じ玄米でも火を加えてしまうと、脂肪は酸化してしまう、タンパク質も変性し、ビタミンは壊れ酵素も不活性化してしまう等々、栄養学的に大きなロスが出てくるためでしょう。

一方、生玄米粉はまだ生きている玄米をそのまま食べるのですから、これほど新鮮で生命力のある食べものはないわけです。歯の良い方は、三週間くらい粉を食べた後に玄米を荒く砕いて食べるようにし、二ヵ月くらい経ったら、玄米をそのままポリポリ噛んで食べてよろしい。

慣れてきたら、これ程おいしいものはないということがわかってくるでしょう。

問題は、生玄米をそのまま食べると、七〇gでも三〇分から四〇分かかることです。それこそ顎《あご》がだるくなってしまうくらいです。このような食事では、食べ過ぎるということができなくなってしまうのです。人類が万病の基と言われる過食の弊害を作ったのは、火を加えて軟かくし、嵩《かさ》を少なくしたことと、調味料（塩や砂糖など）を使って味を良くしたためだと言われておりますが、まったくその通りだと思います。

生の玄米と生野菜をそのまま食べている人をたくさん知っておりますが、どの人も過食はできないと言っておられます。結局、人間の「知恵」が自分を滅ぼす原因を作っていたのであることに、気が付かねばならないのです。

料理という知恵を使って、同じ食品をもっともっとおいしくして食べたいという、人間の貪欲さが果して本当に人類を幸せにするものかどうか、この辺で謙虚に反省する時ではないでしょうか。

なお、表16の生玄米粉は、最初の間少し食べづらいという人もおられると思いますが、その時は、ハチミツを少し玄米粉に入れて食べて下さい。こうすればぜんおいしくなります。

### (10) 白髪も蘇る

玄米菜食の少食主義を実行しているうちに、今まで多かった白髪が黒くなってきたり、はげた頭に毛が生え出すといった現象が現われるのです。

甲田医院へ入院してこられる患者さん達は、たいていが難治性の慢性病で、それを治すために、玄米少食療法や断食療法、あるいは生菜食療法を実行されるわけですが、しばらくすると、頭髪の変化に気が付いて驚くという場合が少なくありません。つい先日退院されたK氏（五十九歳、農業）も、その一人です。

Kさんは数年前から慢性腎炎が徐々に悪化し、このままでは遠からずして、人工透析を行なうことになるだろうと主治医に言われ、それを筆者指導の療法で治すことができないかとの希望を持って入院してこられたのです。経過は良好で、玄米菜食の少食療法を基本にして、西式健康法を真面目に実行された結果、腎機能も好転し、頑固に続いていたタンパク尿もたいへんきれいになってきました。ところが、それだけではありません。今まであった白髪が一斉に黒くなり始めたではありませんか。それも段々と黒味を増し、たいへん若返ったような顔貌に変わってしまいました。

たまたま、実家に急用ができて、一泊で帰宅されたところ、集まってきた人達がK氏の元気さに驚かれたということです。特に頭髪の黒くなったのが注目の的となり「わしも、その玄米少量療法をやってみようかな」と言い出す人もあって、大笑いとなったそうです。

通院しておられる患者さんの中には、少食療法を実行してから、こんなに髪の毛が黒くなりましたと嬉しげに、それを筆者に見せる人もあるのです。

してみると「玄米少食」は一種の若返り現象をもたらす健康法として、高く評価すべきものだと言えましょうか。

それはまた、脱毛症にも効果があるのです。世の中には脱毛症に悩む人も案外多いもので、先日電車に乗っておられる人の中で、頭髪のはげた方を数えてみたら、二〇％以上もあるのに驚きました。これでは養毛薬が売れるはずです。新聞や健康雑誌などでも「髪が生える特効薬」といった広告がよく出ておりますが、果して本当に効くのでしょうか。脱毛症に悩んでいる人にとっては、一日も早く治りたいとの心の焦りがありますから、いろいろな情報に飛びつくわけです。

筆者は長年の臨床経験から、脱毛症の多くは、宿便の停滞によって起こる「腸マヒ」が、腎機能に悪い影響をおよぼし、むくみやすい身体になっていることが大きな大きな原因であるとわかりました。したがって、まず宿便を出すということを考えた治療をするのが大切であるわけで、これを抜きにした単なる「養毛薬」だけでは、結局一時的な効果しか得られないだろうと思っております。

世間一般では、しかし、脱毛症の原因について真相がわかっておらないものですから単なる枝葉末節的な療法が横行している現状であります。

脱毛症の人達は、自分の頭に手をやって頭皮がブヨブヨになっていないか調べてみて下さい。頭皮が固くしまっている人なら、髪の毛が抜けるという心配はないでしょう。一方、ブヨブヨしている人は、つまりむくみやすい体質なのです。そのため髪の毛がせっかく生えてきても、栄養が充分に補給できず途中で抜けてしまうのです。したがって、長く伸びてくる途中で抜けないようにするには、何と言ってもまずブヨブヨになっているむくみやすい頭皮を、治しておく必要があるわけです。それには、宿便を排泄して腸マヒを治し、腎機能を活発にすることが肝要です。これができれば、一切の薬を使わなくても立派な髪の毛が生えてくるものです。

してみると、宿便を排泄するための少食療法が、脱毛症の根治法となるのであります。しかし、少食療法の中でも特に生菜食療法が素晴らしい効果を発揮します。

たとえば表7（一〇〇ページ）にあるような治療法をおすすめしたいと思います。表7は膠原病の治療法となっておりますが、これがまた脱毛症の治療にも有効なのであります。

甲田医院では、この生菜食療法によって、難治性の悪性脱毛症でも治ったという症例が少なくないのです。脱毛症に悩む人達は一度ぜひ試みて下さい。問題は強い意志力で、脱毛症が根治するまでほかのものを一切食べず頑張り抜くことができるかどうかです。これができさえすれば、脱毛症は必ず根治します。

# 第四章　少食生活のすすめ

## （一）腹七分目の少食主義

昔から「腹八分に医者いらず」と言い伝えられてきましたが、それをもう一分少なくして、腹七分の少食をおすすめしたいのであります。

本当は、腹六分の少食をと、言いたいところです。しかし、これでは少し厳しすぎて、反対する人も多いことでしょうから、腹七分でなら、なんとか賛同していただけるのではないかと思うわけです。

江戸時代の有名な「養生家」貝原益軒先生も、その『養生訓』の中で、健康食として腹七分の少食を推奨しておられます。益軒先生は自らの貴重な体験を基に、すこやかに老いる秘訣として、腹七分の少食が必要であるとの結論に到達されたわけです。しかも、この腹七分は大人だけではなく、成長盛りの子供達に適用しても間違いがないと言っておられます。

この意見はたいへん重要であります。少食主義をおすすめする時、いつも問題になるのは成長盛りの子供についてであります。成人した者の場合は、腹七分でもよいと思うが、成長盛りの八歳から十歳位の子供に腹七分の少食では、一般的に栄養不足の心配をされるからです。

現代栄養学の常識から判断して、子供達に腹七分の少食を強いるのは、誤りではないかと考えるのは無理もないことです。そこで、子供達には、腹九分、できれば腹八分の食事量でやってゆくことに致しましょう。

しかし、世間では、食欲がなくて食べたくないと言っている子供に「食べなければいけませんよ」と無理に食べさせている親も少なくありません。中には、食べるのを嫌がって逃げ回っているのに、後から茶碗と箸を持って追いかけ、無理やり口の中へ押し込んで食べさせている場合もあるのです。ここまでして、食べさせる必要があるのでしょうか？　毎日食べ過ぎているからこそ、食べたくないのです。このような場合は、一食でも二食でも抜いてやればよいのです。そうすれば、無理にすすめなくても、子供の方からすすんで食べるようになります。

以前、甲田医院へ入院してきた五歳の女児のことですが、その母親は逃げ回る子を追いかけ、無理に食べさせようとしましたが、それでも口に入れたものを吐き出してしまうので、困り果てているというのでした。その子供さんを入院させて、三日間の寒天食を行ないました（表17

**表17　寒天断食の一例（子供用）**

| |
|---|
| 一本の棒寒天に２合（360c）の水を加えて煮沸し、寒天がすっかり溶けたところへ、黒砂糖かハチミツを20ｇと食塩少々を加え、寒天が固まらないうちに、それを全部飲む。しかし、寒天が固まってから食べてもよい。<br>これが一食分（子供用）です。これを１日２回、時には３回食べ、その他のものは一切食べない。<br>その他に、生水と柿茶は欲しいだけ飲む。 |

参照のこと）。

最初の日は、食べものを見ても欲しがらず、これなら三日断食はできるだろうと思っておりましたが、三日目になると急に食べものを欲しがり、目の色が変わって、餓鬼のようになってしまいました。その後家に帰ってから、冷蔵庫の前に座り込んで、何か食べさせてくれと要求し続け、今度はお母さんが、子供さんの見えないところへ食べものを隠さねばならないことになってしまったではありませんか。本当に空腹になれば、無理に食べさせるまでもなく、本人から積極的に食べものを求めるものであります。

現在、日本の家庭では、あまりにも過保護な育児が多く、精神力や忍耐力といった心の養成ができない場合が多いように見受けられます。だいたいにおいて、いつも腹一杯食べている子供達に対して「食べ物に感謝合掌して、いただくように」と口先だけで教えても、それは馬の耳に念仏のようなもので、あまり効果は期待できないでしょう。それよりも、積極的に一日断食を時々行なう、一食か二食を抜くといった食生活を各家庭や学校などで採り入れて、全員がそれを実行するように決めておけば、食べ物に対して本当に感謝できる人間になるものと筆者は確信しております。

## （2）実際の少食生活

### （イ）質の選択が大切

まず第一に、少食になってくるほど食品の質が大きな問題になってきます。

前にも注意しておきましたように、少食でありさえすれば何を食べてもよいというのではありません。ラーメン一杯、菓子パン一個だけで、一食を済ましておくというようなことをやってはならないのです。

どうしても時間がなくて、たまに食べるというのであればやむを得ませんが、しばしばくり返すことのないようにしていただきたいのです。こういった質の悪い食生活をくり返しているうちに、栄養不良に陥り、貧血や無月経の症状がでてくるでしょう。これでは「そんな馬鹿な少食主義は止めておけ」と笑われるではありませんか。だから少食主義の生活に入る場合は、品質の良い食品を選んで食べるように注意して下さい。

たとえば、白米よりは玄米、白パンよりは黒パン、白砂糖よりは黒砂糖かハチミツ、大きな魚の切身よりはゴマメとかメザシなどのような小魚を丸ごと食べるようにすることです。また野菜は、できるだけ新鮮なもの、農薬や化学肥料などを使っていない、自然農法や有機農法などによって生産されたものを選ぶようにして下さい。

一般の市場で売っている加工食品などは、ほとんどが各種の食品添加物を使っておりますから、これらにもやはり注意を払っていただきたいのです。花粉症、アトピー性皮膚炎などのアレルギー体質の人にとっては、特にその選択を厳しくする必要があります。自然食品店やスーパーの内にある自然食品コーナーなどで買い求めるのが一般的でしょうが、しかし、特殊な人達だけが食べるという、現在の社会そのものに大問題があるのです。本来ならば国民のすべてが安心して食べられるものを用意するのが政府の責任であるはずです。

また調味料は、少食になるにしたがって味覚が正常になってきますので、玄米飯にゴマ塩だけの食事がたいへんおいしくなり、別に他の調味料を使う必要はなくなります。最近、世界の珍しい料理がレストランなどで出されるのを見ると、実にいろいろな調味料が使われておりまず。毎日腹一杯食べて、味覚も鈍麻した人達にとって、このような調味料で舌をごまかす必要があるのでしょうが、これは玄米にゴマ塩だけといった簡素な味のよさがわからないからです。

少食になり、食べものの本当の味、つまり素味がわかるようになれば、複雑な調味料の味などかえって気持ちが悪くなるでしょう。

今甲田医院へ入院しておられるSさんもTさんも、「断食の後で食べた玄米飯が、本当においしくて驚いた。玄米飯がこんなにおいしいとは知らなかった。今まで家内が玄米飯をすすめてくれても、まあいいや、と箸をつけなかったのが悔やまれてなりません」と言っておられます。

また、少食でも栄養豊かな高品質の食材を選べば、一日三〇品目を食べる必要はないのです。

白米飯や白パン、大きな魚の刺身など栄養の偏ったものを食べるから、三〇品目の食材が必要となるのです。これはたいへん無駄な食生活であると言えます。玄米を白米にしてビタミンやミネラル、それに食物繊維などを失ったものを食べるというのは、実に「いのち」を粗末にした食べ方ではありませんか。

少食の生活に慣れた人は、白米より玄米の方が遙かにおいしいと感じられるので、白米を食べる人の気持ちがわからないという声をよくききます。

だいたいにおいて、腹一杯食べた上にもっとおいしくして食べようと調味料を使うのは、人間本位のエゴであって、食べられる動・植物にとってはそれこそ調味料の開発は彼らの「いのち」の殺戮《さつりく》促進剤とでも言えましょうか。

**(ロ) 急激な少食は失敗の元**

さて、いよいよ少食の実践ということになりますが、いきなり急激な少食に入らないことです。

たとえば今一日二五〇〇キロカロリー食べている者が、急に一日一〇〇〇キロカロリーの少食に入った場合、それがいつまで続くでしょうか。中には意志の強い人もおられて、六ヵ月、一年と続けることができる場合もありますが、それは本当にまれで、たいていの人は、せいぜい三ヵ月か四ヵ月位が限度で、その後はでたらめな少食になってしまうのです。

規定した少食の他にいろいろなもの、たとえばパンやせんべい、または野菜の煮物などをつまみ食いしてしまい、正しい少食が守られないという人々が多いのです。それどころか、今までの少食生活の反動で、腹一杯食べないと気持ちが治まらないという人も出てくるわけです。いや腹一杯食べても、まだ気持ちが治まらず、便所へ行って一度全部吐き出し、それからまた腹一杯食べるということをくり返す人もあるのです。

今、世間でよく問題になっている過食症の患者さんが、そのよい例です。若い娘さん達は、人間の食欲というものがいかに強烈なものであるかを知らず、ただ体重を減らしてスマートになりたいとの想いで、食事を急に減らすために、悲劇的な結果を招くことになるのです。人間の食欲というものは、そんなに簡単にコントロールできるものではないということを、よくよく知っておかねばなりません。

筆者はこの半世紀の間、断食療法と少食療法に全精力を傾けて、研究と実践を続けてきましたが、その中で人間の食欲というものが、いかに凄まじいものであるかを幾度となく見てきました。したがって、うっかり下手に押え込もうとしたら、それこそ恐ろしい程の力で反発をうけるということがわかってきたのです。

しかし、一般の人々は、そのような実態を知らず、甘い考えでダイエットを行なうため、その後でたいへんな力で反発を受け、物の見事に失敗して泣かねばならないことになってしまうわけです。

以上のことから、少食への道は慎重の上にも慎重に計画し、進んでゆくようにしていただきたいのです。

そこでまず最もやりやすい方法を考えてみることに致しました。

少食への道は、できれば五年、十年の見通しを立てて一歩一歩進むのが無難であります。

**(八) 段階的進め方**

たとえば、一年に二〇〇キロカロリーずつ減らしてゆくという方針で、進むのもよいでしょう。毎年元旦から、二〇〇キロカロリーを減らしたメニューに替えてゆく、あるいは半年毎に一〇〇キロカロリーを減らすというのでもよいと思います。毎年二〇〇キロカロリーずつ減らしてゆけば、五年で一〇〇〇キロカロリーの減食となりますから、最初二五〇〇キロカロリー食べていた人でも、一五〇〇キロカロリーの少食でやってゆける身体になっているわけです。

この一五〇〇キロカロリーでの少食生活がいかに快適なものであるか、これは実際にやってみたものでないと味わえないものですが、本当に素晴らしい境地を覚えるに違いないと思います。

また、以下のような具体的な進め方もあります。

① 夜食をまず止める。

② 間食(つまみ食い)を止める。

③ 夕食を減らす。

④　朝食を減らす。

⑤　朝食を抜く。

⑥　昼食を少なくする。

まず第一段階は、夜食を廃止することから始めて下さい。

夜食が健康上良くないことは、現代医学の医師達もみな認めておられます。肥満、糖尿病などの生活習慣病も、夜食が元で発病してくることが多いからです。また朝食が食べられないとか、朝は食欲が出てこないという人達を調べてみると、夜食をしているとか、夜の食事が遅くて、それも腹一杯食べてすぐ寝るといった人が多いのです。したがって、夜食を止めて、夕食もできるだけ早く食べるようにするのが、健康上望ましいとされているわけです。

筆者もこの考えには大賛成です。若い頃に夜食を毎晩続けてきた体験からも、その悪いことがよくわかるのです。だから、少食への道を進む者にとってはまず、夜食をしないということから始めていただきたいのであります。

その次は間食、つまり食事の時間外に時々おやつなどを食べる癖を止めることです。間食は、胃腸をはじめとする消化器に、過剰な負担となり、また栄養過剰の原因ともなってくるものです。その結果いろいろな病気の原因となってくるわけです。虫歯や歯周病なども間食が大きな原因の一つであります。食後にいくら歯を磨いても、その後でまた間食をしていたのでは、何の効果もないではありませんか。

さて、夜食の悪癖と間食癖が改まるだけでも、相当な減食となりますが、その上に今度は、夕食も少し減らすことに致しましょう。夕食を減らすと、就寝する前には少し空腹になってきます。この状態で寝ると、安眠、熟睡ができるのです。恐い夢なども、あまり見ないようになってきます。恐い夢を見るのは、夜食を腹一杯食べて寝た場合や、消化の悪い夕食を食べた後すぐ寝てしまう場合が多いので、注意して下さい。

夕食を少し控え目に食べる習慣が身に着くと、夜の安眠が約束され、次第に睡眠時間が短くて済むようになってくるものです。しかも、朝の目覚めがたいへん良くなり、すっきりした気持ちで起きることができるでしょう。

しかし、夕食を少し控え目にするのは、案外難しいものです。たいていの家では、夕食が一家団らんの楽しい一時で、ゆっくり落ち着いて食べるものですから、これを腹八分とか七分に控えることがなかなかできないのです。腹一杯食べるのを一分だけ控えるだけでもよいから、とにかく努力していただきたいものです。

次は、朝食も少しずつ減らすようにして下さい。そしてやがては、朝食抜きの一日二食主義に入ってゆくことになります。この朝食抜きについては、強い反発を感ずる人が多いことと思います。当然のことです。

それというのも、朝食は絶対抜いてはいけないと、テレビや新聞などでほとんど毎日のように専門家達が警告しておられるからです。

「朝食を抜くのは、健康上、最も悪い食生活のパターンである。朝食こそは『金』で、一日のうちでも最も大切なものだ」とくり返し聴かされている一般の人達にとっては、朝食を抜くことなどもっての外だと思われるに違いありません。したがって「朝食を抜きなさい」とすすめる筆者はそれこそ、栄養学の専門家達から袋叩きに遭うものと覚悟しております。

それにもかかわらず、なお強引に朝食抜きをすすめるのは「実学」というものを、筆者は重要視しているからであります。

夜食を腹一杯食べ、朝は食欲がなくて、朝食を抜いているような人達を調査したデータを取り上げて「朝食を食べていない人達は平均点数が四・二も低い成績が出ている」と発表されると、何も知らない人々は、そのデータをそのまま信じ込んでしまうでしょう。しかも、朝食を抜いてから、まだ日も浅く、朝食抜きの食パターンに充分適応しておらない人達を、朝食抜きの対象者に選び、朝食を食べている人と比較する場合もあるようです。これでは正しい朝食抜きのデータは出てきません。

夕食を控え目に食べ、夜食もせず、熟睡できるようになった朝食抜き者を対象に選んで、朝食を食べている人達と比べてみていただきたいと思います。そして、朝食抜きは健康上良くないと主張している人達は、何よりもまずご自分が三年間くらい朝食を抜いてから結論を出してくれと言いたいのです。自分が朝食抜きをしたこともないのに、ただ文献だけを頼りに「朝食抜きは健康上良くない」と主張するのは無責任ではありませんか。文献にもいろいろなものがあって、それをすべて正しいと信じ込んでしまうのは、果して本当に良心的な学者と言えるでしょうか？

筆者はすでに朝食を抜いてから約五十年、その間いろいろと体験を積み重ね、また何万人という人々に朝食抜きをすすめてきました。その中で、朝食を抜いてから、身体の調子がたいへん良くなったという喜びの声は聞いても、朝食を抜いてから体調がこんなに悪くなったとの苦情はそれほど多くはないのです。

もっとも、胃下垂症とか内臓下垂症で痩《や》せている陰性体質の人達にとっては、朝食を抜くと午前中にひどい脱力感が現われる場合がありますから、このような患者さんには、朝食抜きは慎重にすすめるべきであります。しかし、このような人達は「朝食抜きが絶対に良くない」というのではないのです。このような人達こそ、朝食抜きが必要な「病人さん」であることをよく知らねばならないのです。

上手に指導してゆけば、やがて朝食抜きにも慣れ、元気な陽性の身体に変わってしまうのです。筆者はこのような症例を数多く観察してきてよくわかるのです。

以上「実学」の面から、朝食抜きの問題を論じてきましたが、理論的な面からも朝食抜きに軍配を挙げなければならない問題が出てきましたので、以下に少し説明しておきたいと思います。

現代栄養学が朝食抜きに反対する理由は、朝食抜きを行なうと、脳の機能が低下するからだというのです。

## (二) 朝食は「金」か

脳は体重の約二%の重量ですが、エネルギーをよく使う臓器で、消費エネルギーの約一八%〜二〇%も消費するのです。しかもそのエネルギー源はすべてブドウ糖で欲しい。つまり脂肪はエネルギー源として使ってくれないのです。

今、仮に一日二四〇〇キロカロリーを消費するとして、その二%すなわち四八〇キロカロリーを脳が使うことになります。この四八〇キロカロリーを、すべてブドウ糖で補給するとすれば、一日一二〇gのブドウ糖が必要となります。夕食で、ブドウ糖六〇gが補給できたとしても、夜寝ている間に脳はそれを全部使ってしまいます。脳は夜寝ている間でも昼間と同じようにエネルギーを消費するからです。そのため、朝目が覚めた頃には、夕食で補給したブドウ糖は底をついてしまいます。それゆえ、もし朝食を食べなかったら、午前中に血糖値が下がり、脳へのエネルギー補給が不充分となってしまうわけです。

その結果、脳の機能は低下し、午前中に脱力感が出たり、疲れたりして、仕事の能率も上がらなくなってしまうというのです。それを裏付けするような調査報告が、あちらからもこちらからも出てくると、一般の人々はもうそれを信じ込んで「やっぱり、朝食は抜いてはいけない」と食欲もないのに無理に食べている人も多いでしょう。

「朝食抜きをしている大学生の成績は、悪い方からかぞえて二〇人中一九人もある」と言われたら、朝食を抜くのが恐くなってくるに違いありません。

こうして、朝食は一日の中でも最も大切な食事だから、栄養のあるバランスのとれたものをしっかり食べなければいけないという「朝食は『金』なり」の説が定着してきたわけです。果して本当に朝食は金か？　これについて疑問を投げかけるような文献がちらほらと出てきました。次にそれを紹介しながら、朝食抜きの是否を考えてみることに致しましょう。

（a）**脳はケトン体も利用する**……人間の脳は、ブドウ糖だけをエネルギー源として使い、脂肪（ケトン体も含む）はエネルギー源にならないと思い込むのを少し待っていただきたいのです。

胎児や出生後の乳児期は脳がケトン体も使っているということが最近の研究でわかってきました。京都大学薬学部の香月博志教授の研究によると、胎児の脳にブドウ糖だけ与えた場合より、ケトン体（β-ヒドロキシ酪酸）をブドウ糖に加えて与えた方が、脳の発育がよりスムーズにゆくことがわかったのです。哺乳期の脳では、β-ヒドロキシ酪酸を細胞の中に取り込む、運搬体の発現量が極めて高いのです。逆にブドウ糖を取り込む糖運搬体の発現量は、生後間もない頃の脳では少ないことがわかりました。したがって、生後間もない脳では、ブドウ糖よりもβ-ヒドロキシ酪酸の方が利用されやすいのです。

つまり乳児期には、ブドウ糖よりも脂肪（ケトン体）の方が脳のエネルギー源として利用されやすいというのです。母乳の中に、β-ヒドロキシ酪酸（ケトン体）が多量に含まれている謎がこれで解けたではありませんか。

乳児期の脳がブドウ糖よりも、ケトン体をよりうまく利用できる上に、発育もまた良いとわかれば、頭の良い子を育てるために、β-ヒドロキシ酪酸をたっぷり混入したミルクが市販されるのではないでしょうか。

一方、大人の脳でも断食を行なうと、脳はブドウ糖だけでなく脂肪（ケトン体）もエネルギー源として利用するということがわかっております（図9参照のこと）。してみると、朝食抜きという午前中の断食を続けているうちに、脳はブドウ糖だけではなく、ケトン体つまり脂肪もエネルギー源として利用するようになるのではないかと筆者は考えているのです。

図9　脳のエネルギー源

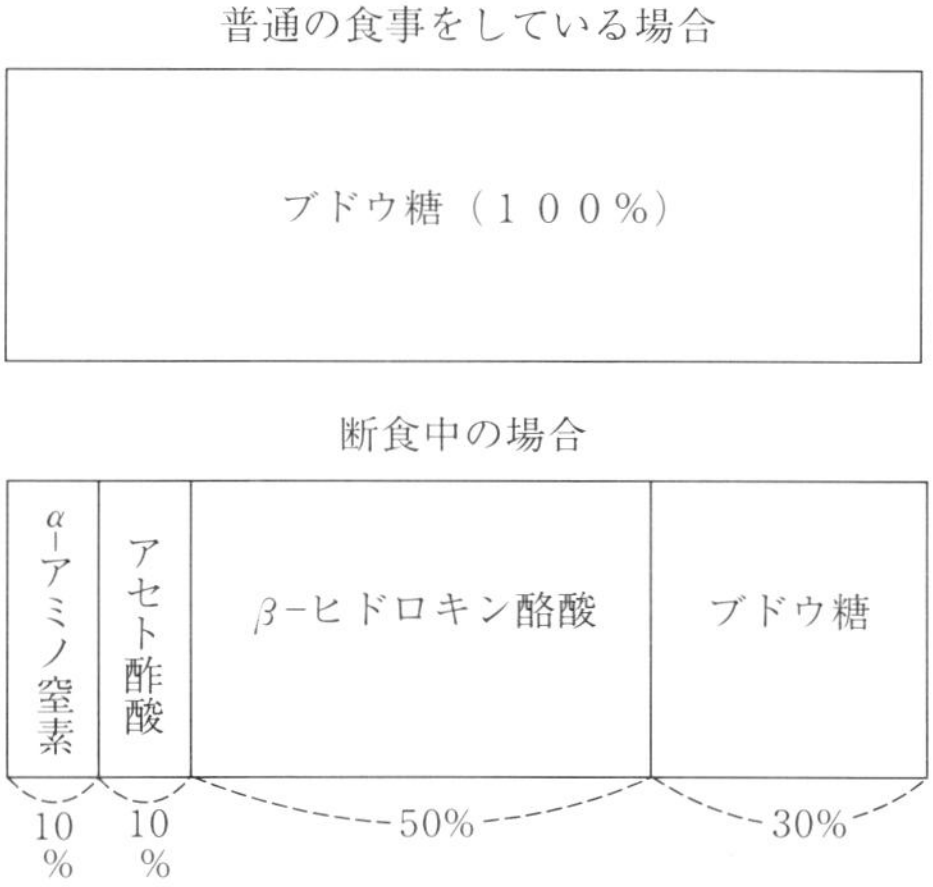


注：Owens（1981）氏の研究から。

もしこれが本当だとすれば、β-ヒドロキシ酪酸を利用する脳の機能が、ブドウ糖だけをエネルギー源にしている場合よりも向上するということも決して夢ではありません。

今後二〇年も経てば、朝食を抜いた方が頭脳の機能が良くなるというような学説に変わることもあり得るのです。

また赤ちゃんのミルクに、β-ヒドロキシ酪酸をわざわざ添加しなくても、赤ちゃんに時々一日断食を行なわせるか、腹七分の空腹を覚えさせるような少食にしておけば、乳児期を過ぎた後も、脳はβ-ヒドロキシ酪酸を利用し続け、その結果として、優秀児が育つということにもなるのではないでしょうか。

**(b) 差別思想から共生へ**……一方、朝食抜きに反対する学説の一つに肥満の問題があります。

今、一日一食主義にするとして、一回に二〇〇〇キロカロリーを食べることにした場合、太らないためにこの二〇〇〇キロカロリーを朝に食べた方が良いか、それとも夕方に食べた方が良いかという問題であります。

ホールバーク（Halberg）という人が実際に研究しております（表18参照のこと）。それによりますと、朝に一度二〇〇〇キロカロリー食べるより、夕方に一度二〇〇〇キロカロリー食べた方が太るということがわかりました。

**表18　1日1食主義では朝と夕のどちらが肥るか**

| | 食事量 | 食事時間 | 体重増加 |
|---|---|---|---|
| A群 | 2000キロカロリー | 朝 | 少 |
| B群 | 2000キロカロリー | 夕 | 多 |

このため、夕食の一食主義では肥満になる率が高くなり、その結果として糖尿病や心筋梗塞などの病気も増えてくるというのです。だから、夕方の一日一食主義つまり「まとめ食い」は健康上良くないとの結論が出されているわけです。同じ一日一食主義なら、朝に食べておくと

肥満にならないといわれているのは以上のごとき理由からです。

しかしここでよく考えてみる必要があります。一日の食事量を、そもそも二〇〇〇キロカロリーにしていること自体に問題があるのです。つまり、一食を一〇〇〇キロカロリーに減らしたらどうかということをどうして言わないのですか。

そもそも朝の食事が、少し多く食べても太らないからよいのだというのは、人間独尊の考え方です。この考え方については詳しく後述（二二〇ページ）しますが、つまり食われるものの身になって、考えていないわけです。なるべく殺生しないで生きてゆくという、愛と慈悲の心があるなら、このような人間独尊の栄養学、つまり差別思想に基づいた栄養学をこのまま続けてよいものでしょうか。

今や世の中は「すべてのいのちとの共生」を前提とした生き方が問われている時代です。それなのにこんな差別思想の栄養学を誰も批判しないのはいったいどういうことですか。

また一日三〇品目を食べるようにとすすめていることもその一つです。おいしいところだけ食べて、まだ貴重な栄養（骨や皮や糖など）が残っているものを、無造作にゴミとして捨ててしまうから、一日三〇品目も食べなければならないのです。食材を丸ごと全部食べるようにしておれば、せいぜい一〇品目くらいで済むのです。

よく考えてみると、このような栄養学の中にある差別思想がこの他にも、いろいろと出てくることでしょう。今後は、すべての「いのち」と共存共栄の生き方が問われている時代ですから、この際、栄養学全般にわたって考え直す必要があると思います。

先日もテレビを見ておりますと、「中性脂肪を減らすためには、お米を食べるよりも、牛肉の方が効果的である」という専門家のアドバイスがありました。その理由は、牛肉にはカルニチンが多く含まれており、そのカルニチンが中性脂肪を燃焼させてエネルギーにするのに必要な働きをするからだと言うのです。

細胞の中には、エネルギーを産生するミトコンドリアという工場があります。このミトコンドリアはエネルギー源として長鎖脂肪酸（たとえばリノール酸やアラキドン酸など）を取り込み、これを分解してエネルギーをつくり出すのです。このミトコンドリアが、長鎖脂肪酸を取り込む時、単独で取り込むのではなく、アシルカルニチンと結合した形で取り込むのです。したがって、もしアシルカルニチンの量が不足すると、脂肪酸を分解することができなくなってしまいます。そこでカルニチンの多く含まれている牛肉を食べると、脂肪の分解がスムーズに行なわれ、中性脂肪が減ってくるというわけです。そのため牛肉を食べよとのアドバイスであります。

しかし中性脂肪を減らすのには、わざわざ牛肉を食べなくとも、少食にすればよいのです。何を食べても食べ過ぎたら、結局中性脂肪になるのですから、少食こそが最も有効な対策であるのです。それにもかかわらず、牛肉を食べて中性脂肪を減らすなどというのは、人間独尊の差別思想から生まれた栄養学と言わねばならないでしょう。

また同じ食事をするのでも、トウガラシを一緒に添えて食べると、少し位多い目に食べても太らないで済むということが言われております。これはトウガラシの中に含まれているカプサイシンが新陳代謝を促進するため、脂肪の分解もスムーズに行なわれ、少しカロリーオーバーの食事をしても、太らないで済むというわけです。

しかし、これも矛盾した考え方ではないでしょうか。少しでもおいしいものをたくさん食べたいという人間独尊の差別思想で、食われるものの立場になって考えていないのです。このような人間本位の栄養学について、誰も反省しないというのはいったいどうしてでしょうか？共生時代とさかんに言われる世の中になっているというのにです。

最後に少し極端な言い方になりますが、実は私達が毎日いただく主食の「ごはん」つまり白米飯も、差別的な食べ方であると主張したいのであります。

その理由はこうです。

甲田医院ではすでに三〇年も前から「生菜食療法」という変わった食事法をたくさんの患者さん達が実行してこられました。これは火を加えたものは食べないで、生の野菜と生の玄米粉だけを毎日食べ続けるという特殊な食事法ですが、生の玄米は一日量としてだいたい一五〇g～二〇〇gです。この分量で充分なのです。たとえ一年、二年と長く続けていても、決して栄養不足におちいって倒れるということはないのです。

それどころか、今までにないエネルギーが体内から湧き上がってくるという患者さん達が続々出てきているのです。

しかし、この分量では腹が減るから、またたいへんおいしくなってきたからという理由で少し多くしても二五〇g～三〇〇gで充分なのです。これがだいたいの限度です。もし一日四〇〇g以上食べると、たいていの人は胃を悪くしてしまい、とうてい長く続けることができません。中にはひどい胃の痛みで、せっかくこれまで続けてきた生菜食療法を中止しなければならないという人もいるわけです。

筆者もこのような苦い経験をしたことがあるからこそ、ご注意申し上げているのです。

また、玄米粉を食べ過ぎると、よほどたくさんの水を飲まないと便秘してしまうのです。そのため頭がフラフラしてきて困ることになります。ひどい時には、これが原因で脳卒中にもなりかねません。

したがって生菜食療法は慎重のうえにも慎重にやらねばなりません。

結局、生玄米粉の場合は二合（三〇〇g）が一日の限度になるわけです。

ところが、この玄米に火を加えて炊き、玄米飯にすると一日六〇〇g（四合）は食べられるのです。作家の宮澤賢治ではないが、一日四合の玄米飯を長期に食べ続けることができるのです。

つまり、生玄米の場合より二倍も多く食べることができるということになります。

甲田医院でも患者さんによりますが、一日四合の玄米を飯にして食べていただいたことがあります。それによって、何らの異常も現われておりません。

さて、この玄米飯を白米飯にすると一日六合でも食べられるではありませんか。

昔の軍隊では、一日六合の白米・麦飯が兵士の日常食となっていたのでもわかりますが、この分量でもたくさんの若者達には「まだ足りない」と思われていたのです。

明治・大正時代には、農夫や木こりなど重労働に従事する者の中には、なんと一日一升（一五〇〇g）の白米飯をペロリと平らげてしまうという大食漢も珍しくなかったのです。

このように白米飯にすると生玄米の時より三倍も多く米の「いのち」を殺していることになるではありませんか。

本来は生の玄米を食べておれば、一日二合（三〇〇g）の少食で充分、元気な健康生活ができるのに、それを白米飯にすればおいしくなり、腹一杯食べられるというので、生玄米の三倍も四倍も食べているのが現代人の食生活です。しかしよく考えてみれば、それだけ私達は米の「いのち」を粗末にしているということになるでしょう。

「もっともっとおいしいものを、腹一杯食べたい」との貪欲から、二合の生玄米でやっていけるものを、六合の白米飯を食べているわけですから、このような食生活が二十一世紀からの共生時代にもまかり通るものでしょうか？

米の「いのち」も人間の命と同様に粗末にしてはいけないという平等思想から考えて、大いに反省すべき問題であると思うのですが……。

読者の皆様の御賢察をお願いする次第です。

もし今後もこの白米飯を食べ続けていくとすれば、私達の貪欲さを米に詫びながら、食べさせていただくという毎日を送る必要があるでしょう。

**（c）空腹時にモチリンが増える……**次は、空腹時に胃腸の排泄機能が高まるということについて、少し説明しておきたいと思います。

まず第一に、毎朝起きてすぐ排便があるという人でも、よく調べてみるとそれは本当の快便ではなく、トコロテン式に少し押し出されたような便であるという場合が極めて多いのです。それでも、便通があったというだけで、何の疑問も抱かず過ごしている人が、ほとんどではないでしょうか。自分の腸の蠕動運動が鈍くなって、「腸マヒ」の状態になっていることに気がついておらないのです。

この「腸マヒ」が強い人は、たとえ便通があっても少し押し出されて排泄されたもので、腸の中にはまだ便がたくさん残っているわけです。これがいわゆる宿便というものですが、この便を残らず出すためには、空腹つまり飢えが必要なのです。

空腹になると、腸の蠕動運動を亢進させるホルモンが出てくるからです。この消化管ホルモンは、モチリン（Motilin）と呼ばれており、一九七一年カナダのブラウン博士によって発見されたものです。モチリンは、ギリシャ語のMitil（運動）から名付けられたもので、腸の運動を活発にし腸管内に残っている内容物をすべて排泄するために分泌されるものです。

一般に消化管ホルモンは、食後に分泌されるもので、つまり食べものをよく消化することがその目的であるのです。ところがモチリンだけは、空腹時に分泌されるのです。これは食べたものの消化を良くするためではなく、食物残渣をすばやく排泄するためにという目的で分泌されるわけです。腹が減ってくるとグーッと鳴ることがよくありますが、これは腸の動きが活発になったことの証拠です。

果して本当に腹がグーッと鳴った時にモチリンの分泌が高まっているか？　これを確かめるため群馬大学の伊藤漸教授は、血液を採取してモチリンの分泌量を測定してみました。するとやはり、腹がグーッと鳴った時はモチリンの分泌量も増えていることがわかったのです。

してみると、毎朝起きてからしばらく何も食べず、腹がグーッと鳴って腸の蠕動運動が活発になり、食物残渣をすっかり排泄してしまうまでは、空腹状態を保っている方が良いということになります。そうすると朝起きて、まだ本当に空腹状態になっておらないのに食べてしまうというのは、大きな問題になるではありませんか。私達の大半はこのような朝の食べ方を毎日やっているわけです。これでは、腸管内にまだ食物残渣が滞っているのに、上から栄養物を入れていることになります。

まだ本当の空腹が到来しておらず、したがってモチリンも分泌されていないため、腸の動きも鈍く、排便態勢が整っておらない間から食べてしまうというこの食事パターンは、どう考えても間違っていると思われるのですが、読者の皆様はいかがですか？

朝食を抜いてはいけないとの先入観にとらわれて、空腹でもないのに無理に食べて、人間の生理の本質を無視する食パターンをもう一度よく考え直していただきたいと思います。

なお、胃の大掃除は空腹時の強い収縮力によってのみ可能であることも、よく知っておく必要があるのです。

胃から十二指腸への出口である幽門輪を通り抜けるのは、通常二㎜以下の小さな食べ物だけであります。二㎜以上の大きな食べ物は通過できないのです。これは、私達が口に入れた食べ物を、できるだけよく噛まねばならない理由の一つでもあるわけです。

しかし、急いで食べた時、あるいは歯の悪い人などは、固い大根の漬物や丸大豆の煮物などを、二㎜以上の大きなかたまりのまま、飲み込んでしまうこともしばしばあるでしょう。

もし五㎜とか一〇㎜大のかたまりなら、どうして胃の幽門をくぐり抜けて十二指腸に出てゆくことができるのでしょうか？

このような大きな固形物は、幽門輪の近くまで到達しても、やがてまた胃の上部に押し戻されてしまい、十二指腸に出ることができないのです。二㎜以下に小さくなったものから順に、十二指腸へ押し出されてゆくわけです。

では、いつになったら二㎜以上の大きな食塊が、幽門輪をくぐり抜けることができるのか？

実は、胃の収縮運動には三種類あるのですが、その中で最も強い収縮運動を起こすのが空腹時なのです。この時初めて、二㎜以上の大きな食塊も、幽門輪から十二指腸へと押し出されてゆくのです。だから、子供が誤って五円玉やビー玉を飲み込んでも、無事に肛門から大便と一緒に排泄されるわけです。してみると、胃の大掃除が行われて、内容物が空っぽになるのは、この空腹時の強い収縮力によるのです。以上のことは、群馬大学教授・伊藤漸先生の研究で明らかになったものです。

したがって、一日三回〜五回も食べ物を胃に入れて、空腹感が起こらないようなことをしていると、胃は空っぽになる機会がなくなり、それが原因で消化不良となり、胃もたれを始め胃炎や胃潰瘍などで苦しむようになるわけです。

このような苦痛を防ぐためには、一日一回は強い空腹を感じるような食べ方が必要になるのです。

午前中の断食＝朝食抜きはその意味で、実に理にかなった健康法であると言えるのです。

**(d) 朝食抜きで活性酸素が減る**……最近、活性酸素の研究が進み、これが私達の健康問題に大きく関係していることがよくわかってきました。活性酸素は、私達の臓器や組織に障害を与え、ガンや動脈硬化、それに老人性痴呆症などいろいろな病気を惹き起こすというのです。したがって、活性酸素の産生をなるべく少なくする生活を、健康法として採用してもよいのではないかと考えられるようになってきました。

ところでこの活性酸素は、人体の酸素消費量の約二％から発生すると言われております。だから、酸素の消費量が激増する厳しいトレーニングや労働は、健康上あまり好ましくないというわけです。一方、朝食抜きの一日二食主義（ただし夜食はしない）の場合は、酸素の消費量が一三％減るというデータが出ているのです。酸素消費量が一日三食の人より一三％も減るということは、それだけ活性酸素の産生量も減るということになるではありませんか。

これについては、最近岩波新書から出版された『がんの予防（新版）』の中でも、著者・小林博先生が、腹七分のカロリー制限食で活性酸素の産生量が減ることにより、ガンの予防に役立つという新説を紹介しておられます。

その火つけ役の一人ウイスコンシン大学のワインドルック博士らの研究から出てきた結論ですが、早晩、このカロリー制限された「健康食」が、現代医学の中で健康長寿食として確認され、大きなブームになるものと期待しているわけです。カロリー制限と言っても、その方法はいろいろと考えられるでしょうが、この朝食抜きという食事法が、筆者らの体験から最も実行容易な方法ではなかろうかと考えられるのです。一日三食として、毎回減量するということは理論的にはよさそうに思えますが、その実際となるとたいへん難しいことに気が付くはずです。

**（ホ）強制しないこと**

さてそれでは、いよいよ少食生活を実際に始めるわけですが、この際注意しておきたいことがあります。「今日から少食主義を実行することに決めた。絶対、たくさん食べてはならない」と固く心に誓う人が意外と多いのです。しかしこのような固い誓いが、実は自分を強く縛って結局は失敗してしまうことになるのです。

なるほど、当初は頑張って少食を守っておりますが、やがて、それも限度があることに気が付くでしょう。中には意志の強い人もおられて、どこまでも頑張り通されるという場合もありますが、これは極めてまれで、大半の人は二～三ヵ月を過ぎる頃から少食が一つのストレスとなって、毎日の食事が悩みの種となってくるのです。

それでも、せっかく少食に踏み切ったのだから「ここで挫折しては、意志の弱い自分が情けなくなるではないか」と痩せ馬に鞭打つような気持ちで頑張っておられます。しかしこの頑張りも長くは続かず、積もり積もったストレスが爆発する日がやってきます。食欲という恐ろしい人間の本能が襲いかかってくると、日頃意志が強いと自慢している人でも弱いものです。どうしても食べずにはおれなくなり、規定外の食べものに手を出すことになってしまうのです。

一度脱線すると、後はズルズルと脱線をくり返す日が続き、時には自分でも驚くほど大量の食べものを、腹一杯食べてしまうことにもなるでしょう。この後は、本当に意志の弱い自分が情けなくなり、ひどい自己嫌悪に陥ってしまう人も少なくないのです。この失敗を契機に、もう二度と少食主義に戻らない人もあるのです。

しかしたいていの方は、しばらく脱線が続いた後、また思い直して少食生活に踏み切ることになるものです。やはり、どうしても少食主義をやり抜いて、自信を取り戻したいという切なる思いがあるからでしょう。

このような少食生活の実践を続ける中で、人間というものはいろいろと貴重な体験をすることができるのです。これが「実学」というものです。書物を読んだだけでは到底得られない知恵が、体験を通して身についてくるわけです。

こうして、最後には自分の力量もよくわかり、なるべくストレスを避けて少食への道を歩む方法を考え出すことになるのです。

## （へ）想念の力

人間の食欲という強烈な本能は、単なる意志の力で制御できるものではないとわかれば、今度はまた別の方向から進む途を考えたらよいのです。

それは「人間の想念の力」を少食実現の方に応用してみては？　というアイデアであります。これまでは「食べ過ぎてはならぬ」と自分を強制してきたが、今度は「少食になりたい」との強い想念を持ち続ける生活に、入ってゆくようにすればよいわけです。動植物の「いのち」をなるべく殺生しないという少食、つまり愛と慈悲の食生活が実行できる人間になりたいとの想念をいかに強く持ち続けるかが、少食主義に成功するか失敗するかの鍵であるということになるでしょう。道元禅師の教え「切に想う心強ければ必ず方便も出て来たれるようもあるべし」という名言を、何回も何回も想い出して、自分に言い聞かせて下さればよいのです。

少食が実行できないのは、自分の想いがまだ足らないのだと反省し、もっともっと強く想い込むことにすればよいのです。この想念の力こそが、少食という厳しい食生活に成功する鍵を握っていると筆者は確信しているのです。他にもっと良い方法があれば、ぜひ教えていただきたいものです。

筆者は毎日、朝から晩まで少食になりたいと想い続けて、ここまで辿り着いてきましたが、おそらく死ぬまでこの道は変わらないでしょう。したがって、少食主義を貫いて、ぜひ成功したいと望んでおられる人達に、朝な夕な、少食になりたいと強く強く想い込んでいただくようおすすめする次第です。

**（ト）身体の仕組みが変わる**

さて次は、少食を実行し、次第にそれに慣れてくると、身体の仕組みもそれに応じて変わり、適応してくるということについて、少し説明しておきたいと思います。

**（a）尿素の再利用**……まず第一に、尿素が再利用されるようになるということです。尿素はタンパク質が体内で分解された代謝産物で、一日約二〇g、多い人で三〇g、これを尿の中に排泄しているわけです。毎日腹一杯食べている人は、このように尿素は再利用されることなく体外へ排泄されるのですが、少食になってくるとこの尿素が再利用されるということがわかってきました。

この研究は、牛が青草だけを食べ、タンパク質の摂取量が少ないのに、どうしてあれだけの筋肉ができるのかという疑問から始まったのです。牛の場合は、尿素が尿中だけでなく唾液の中にも排泄され、その唾液を飲み込むと、胃の中に常在する細菌や原虫類がその尿素を取り入れて、菌体タンパクとして合成します。その菌類が腸管内で消化吸収され、牛の筋肉に合成されるのです。

人間の場合、尿素は腸壁から腸管内へ排泄され、ここで腸内細菌によってアンモニアに変えられます。さらにまた、腸内細菌によってアンモニアからアミノ酸に変えられ、これがタンパク質となって人体に利用されるということがわかっております。

甲田医院で少食療法を実行している患者さんについて、大阪教育大学教授・奥田豊子先生が調べられた結果、やはり尿素が再利用されていることを確認できました。一方、腹一杯食べている人の場合、尿素の再利用は認められませんでした。

以上のことから少食の場合、尿中に排泄される尿素の何割かは、再びタンパク質となって人体内で再利用されるのであります。

つまり栄養の効率が良くなってくるのです。

(b) **腸内細菌が窒素を固定する**……次は少食になると、腸内細菌叢にも変化が現われ、空気中の窒素を固定する菌種が出てくることについてです。

これについては、先に拙著『断食・少食健康法』（春秋社刊）の中で詳しく説明しておきましたから、ここでは重複を避けて簡単にまとめますが、たいへん興味深い事実であります。

植物の中には豆科植物のように、土中の根瘤バクテリアが空気中の窒素を固定して、菌体タンパクを合成し、そのタンパク質を植物が利用するということがわかっております。それが人間の体内でも起こり得るのかということです。

この問題について、強い関心を抱いたベルガーソン氏（Bergarson）とヒップスレイ氏（Hipsley）が、パプア・ニューギニアの住民について糞便などを調べた結果、クレブジーラ・エアロゲーネス（Klebsiella aerogenes）という、空気中の窒素を固定する菌が存在することを確認しました。パプア・ニューギニアの住民のように、動物性タンパク質はほとんど食べず、サツマイモやタロイモのようなものばかりで生活している人達の中には、一日のタンパク質摂取量がわずか一九gという人もあり、これでは栄養不良で痩せ衰えてしまうと一般的に考えられるのに、実際は筋肉隆々とした頑健な体格で、激しい肉体労働もよくやってのけるのです。

このような立派な筋肉を作るタンパク質がいったいどうしてできるのか？　現代栄養学の常識だけでは説明がつかないのです。したがって、腸内細菌によって空気中の窒素が固定され、菌体タンパクになるという発見は、従来の栄養学に新しい道を開くことになるわけです。

しかしこの新発見についてはまだ少し問題が残っているのです。最近出版された食品化学新聞社発行の「FOOD Style 21」（一九九九年四月号）の中に、東京大学名誉教授の光岡知足先生と名古屋大学教授・大澤俊彦先生との対談があるのですが、この中で光岡先生は「自分はパプア・ニューギニアの住民からもらった糞便を調べてみたが、窒素固定菌が出てこない。これは、もらった便中の菌数が非常に少なく、日本人の十分の一だったことが主な原因ではないか」と言っておられます。光岡先生は少し変わった考え方をしておられます。それは以下の通りです。

「人間の腸管内には、バクテロイデスという菌が非常に多く存在している。このバクテロイデスは、菌体が乳酸菌などと違って弱く、すぐにパンクしてしまう。

顕微鏡で見ても、砕けたような形のものがよく見える。これが大腸の中で起こって、中にある菌体タンパクが大腸壁から吸収され、人間のタンパク質へと合成されているのではないか」。

つまり、腸の中で腸内細菌自身が人間のタンパク源になっているというわけです。今後さらなる調査を続けて、腸内細菌による窒素固定の問題を完結していただきたいものです。

このような推測とはまた別に、大阪大学名誉教授（元・大阪大学微生物病研究所長）三輪谷俊夫先生は、腸壁から脱落する上皮細胞のタンパク質が腸管内で分解され、腸壁から再吸収されてタンパク源として利用されることも考えておられます。

腸壁にある上皮細胞は、新陳代謝が非常に活発で、だいたい三日に一回脱落して、新しい細胞と入れ替わるというのですが、その量はざっと二五〇gです。その中には約五〇gのタンパク質が含まれており、このタンパク質が再利用されるとすれば、少食生活の人達にとっては、たいへんに助かることになるはずです。

以上、少食によって惹き起こされる腸管内の、いろいろな変化の一端を述べてみましたが、もっと重要な変化が、今後解明されるに違いないと筆者は信じて疑いません。

**(c) 基礎代謝量以下でも痩せない……**

「週刊新潮」の中に「私の食卓日記」という見出しで、毎週有名人が食べた一週間分のメニューが掲載され、それについて管理栄養士さんが、栄養学的に何らかのアドバイスをするという欄があります。

昨年(一九九八年)十二月三日号では、聖路加国際病院の理事長・日野原重明先生が食べられた一週間のメニューについて、管理栄養士さんのアドバイスがありました。

日野原先生は八十七歳、身長一六五cm、体重六九kgで少し肥満気味です。先生の標準体重を計算すると、$(1.65)^2 \times 22 \fallingdotseq 60$kg　約六〇kgとなりますので、六九kgの体重では九kg肥満していることになります。したがって、標準体重にまで戻すのに食事の量を少し減らした方が良いわけです。ところが、実際に食べておられる量は一日平均一二一三キロカロリーでたいへん少ないのです。

日野原先生の基礎代謝量は、体重一kgについて二二キロカロリーとして、$22 \times 69 = 1518$キロカロリーとなります。その上、先生が歩いたり風呂に入ったりするエネルギーを加える必要がありますので、一日の所要エネルギーは、体重一kg当り二五キロカロリーとして計算すると、$25 \times 69 = 1725$キロカロリーとなります。したがって、日野原先生にとっては、一日一七五〇

〜一八〇〇キロカロリーの食事量が必要だということになるのです。

ところが実際には、基礎代謝量より三〇〇キロカロリーも少ない食事で元気に生活しておられるのです。もし、現代栄養学の常識で判断すれば、日野原先生の身体は日に日に痩せて、一年も経てば消えてなくなってしまう計算になるではありませんか。

ところが先生はこの少食で、八十七歳にもかかわらず極めて元気で、若い者達にも負けないくらい多忙な毎日を送っておられるのです。さあこれで、どのようにアドバイスしたらよいのか？

食事の量をもう少し増やす必要があると言えばますます太ってくるでしょうし、減らせと言えば、基礎代謝量よりも少ないのにもっと減らせと言ってよいのかという疑問が残るでしょう。このように現代栄養学の物差しは、実際面ではあまり役に立たないこともあるのだということを、知っておく必要があるのです。

これと同じような例はまだあります。元北品川総合病院におられた日野厚先生が、その高著『続　自然と生命の医学』（光和堂刊）の中で、院長の河野稔博士が三島の竜沢寺の僧侶一四名について三日間の食事内容を調査されたものを報告しておられます。

それによると、僧侶達が食べた三日間の食事量は平均一日あたり一四三六キロカロリーでした。しかも、動物性のタンパク質は一切なしの完全菜食であります。この一四名の僧侶達が朝早くから起床し、掃除や薪割り、風呂焚きなどの仕事で一日忙しく働いており、一日の所要エネルギーは平均して二二〇四キロカロリーが必要となるのです。

しかし、実際にはわずか一四三六キロカロリーしか食べておらないのですから、差引き七六八キロカロリーが不足することになるわけです。したがって理論上では、この僧侶達は日一日と痩せてゆき、一年も経たぬ間に消えてなくなるはずであります。それにもかかわらず、現実の僧侶達は皆体格も立派で、心身共に健康を保っているのです。

ここにもまた、現代栄養学では理解できない「実際」があるのです。

以上のことからわかりますように「そんな少ない食事ではとても生きてゆけない」と思われるような少食でも、実際には何ら支障なく元気に生活できる場合が多いのです。

甲田医院では各種の難病、たとえば膠原病、気管支喘息、自律神経失調症、慢性胃腸病などの患者さん達に、少食療法の指導を行なってきましたが、この人達の中には、基礎代謝より遥かに少ない食事量でも痩せないで、一年も二年も、いや数年に渡って元気に生活している人も少なくありません。少食生活に慣れ、この少食に適応してくるにしたがって、従来の常識では「到底不可能」と思われるような少食でも、元気に健康な生活ができるものであることを知って欲しいのであります。

これらの症例の一部は、先に拙著『驚異の超少食療法』(春秋社刊)の中で報告しておきましたから、興味のある方は一度ぜひ読んでいただきたいと思います。

また昨年(一九九八年)十一月、日本綜合医学会第五十三回大会に、甲田医院で生まれた

「仙人食」(超々少食)実行の三人が、小生と一緒に上京して貴重な体験を発表されましたが、一日わずか五〇キロカロリーそこそこの超々少食を数年間に渡って続けながら、難病を見事に克服し、ますます元気になってこられた体験談を聴いた出席者一同は、驚異の眼差しでその人達を見守り、強い感銘を受けたようです。

ようするに少食生活に慣れてくると、従来の医学常識では「とてもやってゆけない」と思われるような少食でも、元気に生活ができるようになるということを知っていただきたいのです。その謎を解くために、今後この問題に興味と関心を抱かれた人達の御協力を切にお願いしたいのです。

近い将来、現代医学はこの問題について、あらゆる角度から解明の光を当て、新しい栄養学を開発するでしょうが、その日が一日も早く来ることを願って止みません。

## (チ) 朝食を抜くために

さて、しかし世間にはまだ、一日三食のうち一食でも抜いたらもうスタミナがガタ落ちして、全身の力が抜けてしまい、仕事ができないという人達がたくさんおられるのです。

この人達が、いったいどうすれば少食になれるのかということは大問題であります。これを解決しない内は「少食主義を実行しようと思い朝食を抜いたが、体調がたちまち悪くなり、ひどい目に遭った」というような声が、あちらからもこちらからも出てくることでしょう。その結果「それ見たことか、そのような極端な真似はするものではない」と厳しく批判され、笑いものになることでしょうし、少食のすすめをしてきた筆者にも、多数の反論が寄せられ、それこそ袋叩きになることを覚悟しなければなりますまい。

したがって、一食でも抜いたら、身体がだるくなって、スタミナがガタ落ちしてしまうような人達をこそ、上手に少食へと導き、やがて一食を抜いても、いや二食抜いても平気で元気がますます出てくるような健康体になっていただく必要があるわけです。

しかしこのような陰虚証のひどい人達を、少食へと導く方法が実は一番難しいのです。うっかり間違うと、少食になっていろいろと反応症状が現われ、そのまま少食を続けてゆくことができなくなり、途中で挫折してしまうことになります。その結果、本人も自信を失って落胆するばかりでなく、周囲の人達にも「やっぱり朝食抜きは駄目だ」という悪い印象を与えてしまうことになるわけです。もちろん、少食をすすめた筆者らにも風当りがきつく、反発や怒り、あるいは恨みを受けることにもなるでしょう。

それでは、どうすればよいのか？　この陰性体質の人達、つまり一食でも抜いたら、たちまち身体の力が抜けるという体質の人に対して、朝食を抜いても、平気で午前中元気に仕事ができるような段階にまで、指導するのにどうすればよいのか？　これについて筆者もいろいろと苦労を重ねてきましたが、結局できるだけ慎重に、一歩一歩ではなく半歩半歩、少食へ少食へと進むより他に道がないとわかりました。陽性体質で元気な人達のように、一足飛びに朝食抜きをやっても、すぐそれに適応できるのとは全く対照的であります。

しかし、これもやむを得ないことです。もし、一足飛びに朝食抜きができないからと言って、朝食抜きを諦めてしまったら、生涯陰性体質のままで終ることになってしまうでしょう。そのため、弱い、疲れやすい身体のままいろいろな症状に苦しみ続け、すこやかに老いることなど到底できない一生を過ごすことになります。

朝食を抜いて、脱力感が強く出るような人程、実際には朝食を抜く必要があるのですから、体質改善への道をぜひ通り抜けておくべきであります。

前置きがたいへん長くなりましたが、陰虚証の体質の人を朝食抜きに成功させるのはたいへん難しく、かつ最も重要な問題でもあるからこそ、くどいほど詳しく説明しているわけです。

では実際に、どのような食事から少食への道に入ってゆけばよいのか？　それには、まず表19のごときメニューから開始されるのがよいと思います。しかしこれも、ほんの一例を示したにすぎません。陰性体質がひどく、胃が骨盤まで下垂し、標準体重より二〇％以上も痩せ衰え、生水など少し飲んでも、胃部でチャプチャプ鳴って、しばらくはもたれた感じがして気持ちが悪いというような人達には、食事のメニューがたいへん難しいのです。一人一人皆違ったメニューが必要となると言っても過言ではないのです。

その点陽性体質で、少し太り気味の元気な人達には、あまり慎重なメニューの配慮はいりません。急速に減食しても比較的楽に少食へと進むことができるのです。

料金受取人払郵便

神田局
承認

3340

差出有効期限
平成30年8月
31日まで
(切手不要)

郵便はがき

101-8791

535

千代田区外神田
二丁目十八―六

春秋社

愛読者カード係

*お送りいただいた個人情報は、書籍の発送および小社のマーケティングに利用させていただきます。

| (フリガナ)<br>お名前 | (男・女) | 歳 | ご職業 |
|---|---|---|---|
| ご住所 〒 | | | |
| E-mail | | 電話 | |

※新規注文書 ↓(本を新たに注文する場合のみご記入下さい。)

ご注文方法 □書店で受け取り □直送(宅配便) ※本代+送料210円(一回につき)

| | | | | |
|---|---|---|---|---|
| 書店名 | 地区 | 書名 | | 冊 |
| | | | | 冊 |
| 取次 | この欄は小社で記入します | | | 冊 |
| | | | | 冊 |

ご購読ありがとうございます。このカードは、小社の今後の出版企画および読者の皆様とのご連絡に役立てたいと思いますので、ご記入の上お送り下さい。
ご希望の方には、月刊誌「**春秋**」（最新号）を差し上げます。　**＜ 要 ・ 不要 ＞**

〈本のタイトル〉※必ずご記入下さい

●お買い上げ書店名（　　　　地区　　　　　　書店　）

●本書に関するご感想、小社刊行物についてのご意見

※上記感想をホームページなどでご紹介させていただく場合があります。（諾・否）

| ●購読新聞 | ●本書を何でお知りになりましたか | ●お買い求めになった動機 |
|---|---|---|
| 1. 朝日<br>2. 読売<br>3. 日経<br>4. 毎日<br>5. その他<br>（　　　　） | 1. 書店で見て<br>2. 新聞の広告で<br>（1）朝日（2）読売（3）日経（4）その他<br>3. 書評で（　　　　紙・誌）<br>4. 人にすすめられて<br>5. その他 | 1. 著者のファン<br>2. テーマにひかれて<br>3. 装丁が良い<br>4. 帯の文章を読んで<br>5. その他<br>（　　　　） |

| ●内容 | ●定価 | ●装丁 |
|---|---|---|
| □満足　□普通　□不満足 | □安い　□普通　□高い | □良い　□普通　□悪い |

●最近読んで面白かった本　（著者）　　　　（出版社）

（書名）

㈱春秋社　電話03・3255・9611　FAX03・3253・1384　振替　00180-6-24861
E-mail:aidokusha@shunjusha.co.jp

表19　陰性体質の人が進む少食への道第一歩メニュー（一例）

1．朝食…｛数種類の生野菜混合汁１合
　　　　　食パン一枚（ハチミツ30g）
2．昼食…｛玄米クリーム（60g）
　　　　　トウフ$\frac{1}{2}$丁
　　　　　白身の魚（100g）
3．夕食一時間前にもう一度生野菜汁１合を飲む
4．夕食…昼食と全く同じ
　以上で一日約1400キロカロリー
5．人によっては、夜寝る前にハチミツ30gと食パン半枚を食べる
　（夜食は悪いといっても、この場合は止むを得ません）
　以上で一日約1600キロカロリー
6．生水と柿茶１日合計１ℓ飲む
7．塩分（塩、ショウユの合計）１日15gくらい必要
8．スイマグ（緩下剤）毎朝20ccを１合の水で飲む
9．この他に西式健康法も実行
　（表１を参照のこと）
10．以上のメニューに慣れたら、毎月２回の１日スマシ汁断食を行なうこと

まず、朝食に食パン一枚とハチミツ三〇g、それに生野菜汁一合、計約三〇〇キロカロリーを食べることになります。この段階から、少食の道へと徐々に徐々に進んでゆくのです。

ここで重要なのは、このメニューに慣れた人は、毎月二回（第一、第三日曜又は第二、第四土曜）の一日スマシ汁断食（表3九二ページ参照）を行なうことです。一食でも抜いたら、脱力感が強く現われるような人が、一日断食を行なうのですから、これはたいへん苦しい一日になるはずです。しかし、この苦しい症状を乗り越えるところに、陰性体質から陽性体質への転換が可能になるのです。ですから、少々苦しい症状が出てきても、その症状を喜んで迎えるという気持ちで頑張り抜いて下さい。

ところが不思議なことに、最初の五、六回は一日断食があれほど辛かったのに、だんだん慣れてくることに気が付くでしょう。一〇回、二〇回と回を重ねるにしたがって、最初の頃とは違って、案外楽に断食ができるようになってきます。これは身体が断食に適応してきたからです。つまり空腹に強くなってきたのです。

そこで今度は、スマシ汁断食を本断食つまり生水と柿茶を飲む以外は、一切の飲食物を口に入れないという厳しい断食に切り替えて下さい。この本断食はさすがに厳しいもので、最初はフラフラになるほど強い脱力感が襲ってきたり、また今まで味わったことのないほどの強い空腹感がやってくることになると思いますが、これも体質改善のための喜ぶべき反応症状ですからぜひ乗り越えて下さい。

この本断食も一〇回、二〇回と回を重ねてゆくうちに、たいへん楽にできるようになります。一日中、いつもの仕事が苦にならないで、むしろ疲労感も出ないで、日が暮れるといった体調を自覚して、笑いが止まらなくなるでしょう。こうなると、もうしめたものです。朝食抜きの準備ができたわけです。

そこで、まず夜食の食パンとハチミツを止めてみます。ついで朝食の食パンとハチミツも止めてみることにします。こうして、朝は生野菜汁一合だけの食事になるわけですが、従来ならこのような少ない朝食では、午前中に脱力感が強く現われ、仕事に力が入らなかったのに、今度は力も抜けずまた強い空腹感にも襲われず、案外平気で午前中が過ぎてゆくではありませんか。「よし、これなら私も朝食抜きの一日二食に充分耐えられる」という自信が出てくるでしょう。

ここまでくればもう大丈夫です。従来の陰性体質から、待望の陽性体質へと体質改善が進んできたわけです。この段階になると、これまで冷え症で困っていた手足の冷えが、うそのように楽になってくるでしょう。またこれまで飲めなかった生水も、少し多く飲んでも、胃にもたれず、いや反対に水を飲むことにより便通が良くなり、お腹がスカッとして、これまで味わったことのない快適な腹具合となってくるでしょう。

こうして、完全な朝食抜きと一日断食が定着し、生体がそれに充分適応できるようになると、一日断食を毎週一回（たとえば毎土曜日や毎日曜日）へと進んでも平気でできるように変わってきます。一日断食が毎週一回できるようになると、体質改善のテンポは一層速くなり、一年、二年と経つうちに、周りの人々が驚くほどの「元気者」になり、まるで生まれ変わったような人生がここから展開してゆくわけです。

ここまできて、初めて、朝食抜きへの道を歩んだことの幸せをしみじみと味わうことができるのです。

ここで注意しておきたいことは、西式健康法も真面目にしっかり実行していただきたいということです。特に、西式健康法の背腹運動や金魚運動、さらに裸療法や温冷浴などは、陰性体質を陽性に転換するのに絶大な効果を発揮します。

たとえば、背腹運動で腹部を出し入れすることは、腹部の血液循環を活発にし、胃腸の消化吸収を良くするので、本当に少食でもやってゆける身体に改造できるのです。この背腹運動を抜きにしては、真の少食生活は無理ではないかと思われる程です。したがって少食生活も、西式健康法の総合的な実践の一環として組み入れることが肝要であると理解していただきたいのであります。

以上のごとく、朝食を一食抜いただけでも身体がだるくなって、仕事にも力が入らないという陰性体質の場合における「少食への道」を述べてみました。

世間には、このような陰虚証の方が非常に多いのです。この人達は常に疲れやすく、仕事に少し無理が重なるとすぐダウンして寝込んでしまう、頭が常に重い、肩が凝る、手足が冷えて困る等々、いろいろな症状を抱えて困っておられるのです。本人にしてみれば、何とかこの陰性体質を改善し、陽性の元気な身体になりたいと渇望しておられるわけです。

しかし、楽をして、その望みが実現できるわけではありません。それには、以上のごとき順序で、少食と一日断食を気長に実行し、その中で徐々に体質が改善されてくるのです。もう一つ、生野菜の食べ方について、注意しておきたいことがあります。

生野菜は、新鮮で安全なものを手に入れ、それをそのまま食べるというのが、本来良いのです。農薬や化学肥料などを使わず自然農法や有機農法で作られたものが手に入れば一番良いのです。それらの生野菜を、根も葉も丸ごと、なるべく新鮮なうちに食べることです。

しかし、陰性体質で特に胃の弱い方は、生野菜をバリバリ噛んで食べるようなことをしたら、たちまち胃を悪くしてしまうでしょう。このような極端なことをすれば失敗するのは目に見えております。

そこで、まず生野菜をミキサーなどで泥状にして、それをそのまま食べるようにすれば良いのです。

しかし、生野菜の泥状をそのまま食べたら、腹が張って苦しくなるという人も多いのです。生野特に胃下垂や内臓下垂症の人にとっては、生野菜は余程注意して食べる必要があります。生野菜を泥状にしてそのまま食べたために、腹が張って苦しくなり、到底続けることができないと訴える人がいかに多いことか。

この陰性体質の人達にはしたがって「なまもの」は食べるな、いけないという食養法があるわけです。この食養法の掟をあえて犯して、生野菜を食べるのですから、余程慎重にやらなければならないのです。この注意を怠って、生野菜のサラダなどをバリバリ食べるとたちまち胃を悪くし「それ見たことか」と笑われることになるのです。

そこで生野菜の泥状でも駄目な人は生野菜の絞り汁を飲むようにとおすすめしています。西式健康法では、生野菜を汁だけ飲むということを原則として認めておりません。したがって青汁を飲むというのは特別な例で、生野菜を泥状にして、滓《かす》を捨てないでそのまま飲用するように指導しているのであります。

やはり、生野菜は滓も一緒に食べてこそ栄養価もより完全になるとの考えからですし、また滓にも相当な栄養が残っているのに、これを捨ててしまうのはたいへんもったいないからでもあります。動・植物の「いのち」を粗末にしないという見地からも、もっともなことであります。

筆者も、西式健康法を実行し始めてから二〇年くらいは、この考えのもとに生野菜はすべて滓も一緒に食べてきましたし、患者さん達にもそれをすすめてきたわけです。ところが患者さん達の中には一緒の泥状生野菜ではどうしても腹が張ってきて調子が悪いという人が少なくないのです。特に胃下垂や内臓下垂などがあり痩せている人、つまり陰性体質の虚弱な人に多いのであります。陰性体質の人には生野菜や果物を食べさせてはいけないと東洋医学で言われている通りです。

そのため滓を捨て、青汁にしたものをすすめることにしたわけですが、これならコップ一杯(一八〇cc)くらいの量を飲んでも腹具合が悪くならず、毎日でも続けられるという人が多いのです。滓の方は捨てるのがもったいないですから、衣で包んでてんぷらにする、小麦粉で団子にしたりして食べるようにすればよいのです。

こうして、青汁療法を陰性体質の人々に応用しているうちに、便通が良くなる、冷え症が治ってきた、あるいは生水がよく飲めるようになり、胃部でポチャポチャ鳴ることがなくなった等々いろいろと良い効果が現われ、元気な陽性体質に転換できることがわかったのであります。

それまで、どの患者さんに対しても、生野菜の泥状をそのまま飲用するようにすすめてきましたが、青汁療法でも決して悪くはない、用い方によっては泥状のままよりも腹具合がよいと、喜ばれる場合もあるのです。しかし、西式健康法信奉者の仲間達からは、いろいろと批判をされてきましたが、一方の患者さん達からはたいへん喜こばれてきたわけです。この青汁療法では、すでに元関西医科大学の遠藤仁郎教授や人間医学者の故大浦孝秋先生達が有名で、筆者らの大先輩として立派な業績を残しておられます。関心のある方はぜひその御高著を読んでいただきたいと思います。

### (リ) 仲間を多く作ること

こうして、一歩一歩少食の道を進んでゆくわけですが、一人で歩むというのは、往々にして失敗する危険があるのです。

昨今のように、食糧豊かな日本の社会では、少し外出すれば自分の好物がすぐ目に入って誘惑するものですから、余程注意しておらないと、その誘惑に負けて買ってしまうことになりがちです。一度、手に入った好物は、よほどの自制心がない限り、自分の口に入ってしまうでしょう。後悔するのは目に見えています。

このような失敗を何回もくり返すうちに、少食という厳しい道を無事に通り抜けるためには、一人では難しいということが、いやという程よくわかってくるでしょう。

ではどうすればよいのか？　やはり仲間を作って、集団の力を借りることです。少食という「道」を歩む人々が相集まり、一つの集団となってお互いに励まし合いをしながら進むのが、少食という厳しい目標に無事到達する秘訣であると申し上げたいのであります。これは「宗教」を信仰しておられる人達と同じかもしれません。

釈尊やイエスが説かれた仏教やキリスト教を信仰する人達は、今や何億という仲間になって、より高い信仰の道へと進んでおられます。しかし、完全な愛や慈悲を実行することは、凡夫にとって至難の業で、毎日が反省と後悔の連続であると嘆いておられる人が多いのです。

「自分のような罪悪深重の凡夫は、到底宗祖の教えを完全に実行できない」と落胆しておられる人も少なくないでしょう。しかし、実行できないからといって、その宗祖の教えから離れることはできないのです。なぜなら、愛とか慈悲というものは、宗教を超えた宇宙の大真理であり、この大真理から離れるものは不幸になることがわかっているからです。

そこで、どうすれば宗祖の説かれた教えを実行できるかという問題で、皆悩むわけです。それにはやはり仲間をたくさん作って、その集団の力でやれば厳しい教えも無事やれるようになるということがわかってくるでしょう。

あの有名な聖徳太子が作られた、十七条憲法の第二条に「篤く三宝を敬え」とありますが、この三宝は、仏教を信仰する者にとって、欠かすことのできないものであると、教えておられるわけです。

三宝とは、つまり仏・法・僧のことです。これはお釈迦さんという仏がこの世に出て、仏法という宇宙の真理を説かれたが、その教えを僧伽（サンガ、つまり仲間のこと）が一緒に力を合わせて実行し、成仏への道を歩むということです。成道への道は、この三宝のどれ一つ欠けても駄目だと言われております。

したがって、信仰の道は仲間の力なくしては到底所期の目的を達成できないということを、宗祖様達はすでによく見抜いておられたわけです。

少食への道もこの宗教と同様に、誠に厳しいものでありますから、やはりなるべく多くの、良い仲間を得ることが必要なのであります。

世間では少食主義という大真理がわからず、たくさん食べて（動・植物のいのちを粗末にしていて）も、健康で長寿を全うできる道があるはずだと、迷い求めている人が極めて多いのです。誠に残念なことです。

そのような道はないのだと、早く気がついて欲しいのですが「何を食べても、この健康法を行ないさえすれば、もりもり元気が出て健康長寿を全うできる」というような「健康法」も出てくるので困るわけです。何も知らない人々は「そのような楽な方法で健康になれるのであればありがたいことだ」とそれに飛びつくでしょう。

しかし、そのような楽な方法で健康長寿を全うできるのでしょうか。キリストが「狭い門より入れ。滅びに至る門は広くて大きい、しかし、いのちに至る門は狭くて厳しい」と教えておられるではありませんか。

少食以外、本当に健康への道はないと決断して、その少食健康法を実行する仲間をなるべく多く作ることです。これが少食への「道」に成功する唯一の方法ではないかと筆者は考えているわけです。仏教の三宝にある僧伽（仲間）が、成道に至る大きな力となるように、少食を実行する仲間が必要になるのです。

そこで、少食健康法を信奉する全国の人々が、各地において定期的に集会を開き、お互いの情報を交換しながら、励ましと決意を新たにして少食への道を前進できるよう、組織作りをすることです。ちょうど仏教にはお寺が、キリスト教には教会が全国各地にあるように「少食集会所」のようなものが各地に開設されることが必要になるだろうと考えている次第です。

意志の弱い凡人達が少食への道に成功し、本当に幸せな生涯を全うするためには、このような組織的活動を行なうことが最善の策であると思います。

# 第二部　少食健康法 理論編

# 第一章　少子化と高齢社会で難問山積・日本

第一部でも書いてきたように、日本国民の健康状態はいろいろな面で行き詰まっているわけですが、これにさらに輪をかけるような課題が山積しているのです。ここではそれらの問題について具体的に書いてゆきます。

## 1　老人の健康対策

日本は世界に類を見ない速さで高齢化社会になりました。現在六十五歳以上の老人が、二〇八〇万人と初めて二〇〇〇万台を突破してきました。これは全人口の一六・五％に当りますが、これが後三〇年もすれば、三〇〇〇万を超えるものと予測されております。つまり四人のうち一人が老人という老人大国になってしまうわけです。それにともなって百歳以上の長寿者も急増し、一九九九年には一万一三四六人と一万人を突破しております。一九六三年にはわずか一五三人であった百歳老人が四〇年足らずの間に七五倍も増えていることになります。また平均寿命は、男性が約七十七歳、女性はなんと八十四歳となっており、世界一の長寿国を誇っておりますが、しかし喜んでばかりおれないのです。これらのお年寄りの中にも寝たきり病人が増えているのです。

なるほど数字の面から見れば、たいへんおめでたいことですが、これらの百歳以上の老人の半数以上が寝たきり老人であるところに大きな問題があるわけです。

最近の調査によれば、今寝たきり老人が日本全国で一一〇万人〜一二〇万人はおられるということですが、老人の急増にともなって、今後ますます増え、三〇年後には三〇〇万人を突破するであろうと予測されているのです。その上、厄介な問題は老人性痴呆症の患者さんも、高齢化が進むにしたがって増えてくることです。寝たきり老人のお世話もたいへんですが、老人性痴呆症の患者さんの世話はさらに厄介であります。甲田医院でも、時々、老人性痴呆症の患者さんに家族の方が付き添って診察を受けに来られますが、その実態の一端がわかってぞっとすることがあります。ガンや脳卒中などの命取りになるような病気には誰でもなりたくないでしょうが、重症の老人性痴呆症つまり〝恍惚の人〟になるよりはまだましだなと思うくらいです。

先日もある患者Bさん（女性）が二人の御家族に付き添われて来院されましたが、その患者さんの日常生活の実態を聞いて驚きました。Bさんは当年八十三歳の老齢ですが、約二年前頃から痴呆症の症状が現われ、次第にそれが悪化し、最近は家族の者も当惑するほどの状態になってしまい、ホトホト困り果てていると言うのです。Bさんは息子さん（長男）の顔を見ても、それが誰だかわからないほどで、一日中ニコニコ笑っておられます。食欲はたいへん旺盛で、持って行ってあげたものは何でも、全部残さず食べてしまうそうです。

それはそれで結構なことですが、たくさん食べると大便も多くなり一日二回、三回と排便も増えてきます。しかし、大便が出ても、それに気が付かないものですから、すべてタレ流しの状態になるので、オムツを当てがっておられるわけです。排便の後はお尻の方が気持ち悪くなるのか、それに手を入れ、大便の付いた手で頭をなでるというようなことをされるのです。

そのため、たった今頭の髪をキレイにしてあげたのに、今度行ってみればまた大便だらけの頭をして、ニコニコ笑っておられるではありませんか。その上また厄介なのは、まだ少し自分で動けるので、ヨチヨチ歩いて、冷蔵庫の方までやってきて、その大便の付いた手で冷蔵庫を開け、中にあるウドンやパンをつかむといったことがしばしば起こるわけです。これにはもう家族の者にとってはたいへんな迷惑で、ホトホト困ってしまったというのが本音であります。これではいかほど親しい父や母であっても「もう、いい加減に死んでくれたらよいのに」という気持ちになってしまうではありませんか。

このBさんのようにひどい痴呆症はそれほど多くないでしょうが、しかし多少の違いはあっても、重症になると、それをお世話なさる家族の方々にとってはたいへんな負担となるに違いありません。しかも、この恍惚の老人が、今後ますます増えて二〇三〇年頃には三四〇万人にもなるだろうと言われているのです。

それにしても、このような恍惚の人が三〇〇万人以上にも増えてきた場合、果して誰がその世話をするのでしょうか。

だいたい今小学校五、六年生の女の子達が今後三〇年経つと中年の女性になっているわけですが、この人達が親身になって、恍惚の老人達を世話してくれるでしょうか。

いやいやそんな甘い考えは捨てましょう。「自分は絶対に恍惚の人にはならないぞ」と心の中で誓い、その対策を今から真剣に考えておくことです。

## 2　アメリカの悩み

これは単に日本だけの問題ではないのです。一般に先進国と言われるところでは長寿者が多く、その老人達の数に比例して老人性痴呆症や寝たきり老人も増えてくるのは、やむを得ないことです。欧米諸国では、日本よりも先にこれらの老人介護の問題について悩んできたわけですが、アメリカ合衆国もその例外ではありません。

現在アメリカには約四〇〇万人の老人性痴呆症の老人がおられるのです。これは日本より約四倍も多い数でありますが、これから先五〇年も経たぬ間に、二〇〇〇万人に増えるであろうと言われているのです。これは一九九七年二月、アメリカのアルツハイマー病研究所・初代所長のハチヤトリアン博士が記者会見で明らかにした、アメリカのアルツハイマー病の未来像であります。アメリカの東ボストン地区で、一九九二年にアルツハイマー病の調査をした結果、六十五歳以上の老人では人口の一〇・三％がアルツハイマー病で、八十五歳以上では五〇％、つまり二人に一人がアルツハイマー病であることがわかりました。

二〇五〇年にはアメリカ人の中で八十五歳以上の人口は約三一一〇万人になると国勢調査局は予測しておりますから、三一一〇万人の八十五歳以上の老人からは、その半数一五五〇万人のアルツハイマー病が出ることになります。もし、六十五歳以上の老人から出てくるアルツハイマー病の患者さんも加えると、その数字は二〇〇〇万人という膨大な数になってくるわけです。

これではアメリカもたいへんです。世界一豊かな経済大国だと言っても、その介護のために大きな痛手となることは火を見るより明らかです。だいたいにおいて、老人は子供や青壮年期の人達に比べ、病気に罹《かか》る頻度も高く、それに比例して、治療費も高くなるものです。

日本もその通りで、一人の老人に対する医療費が年平均六八万五〇〇〇円。それに比較して十四歳以下の子供達はわずかに五万九〇〇〇円という調査報告があります。つまりお年寄りには子供達の一一倍もの医療費がかかってしまうのです。したがって、アルツハイマー病が約二

○○○万人にもおよんだ場合のアメリカは、果して本当に大丈夫か？　と、他国ながらも心配せずにはおられません。
　このような問題も結局、世界一豊かな経済大国アメリカの住民達が、経済力にまかせて、美食・飽食を続けているからだと、筆者は考えております。これをアメリカの為政者や医学者達が、どのように対処するかが、今後のアメリカにとって命運を左右することになるでしょう。

図10　アルツハイマー病発病の原因

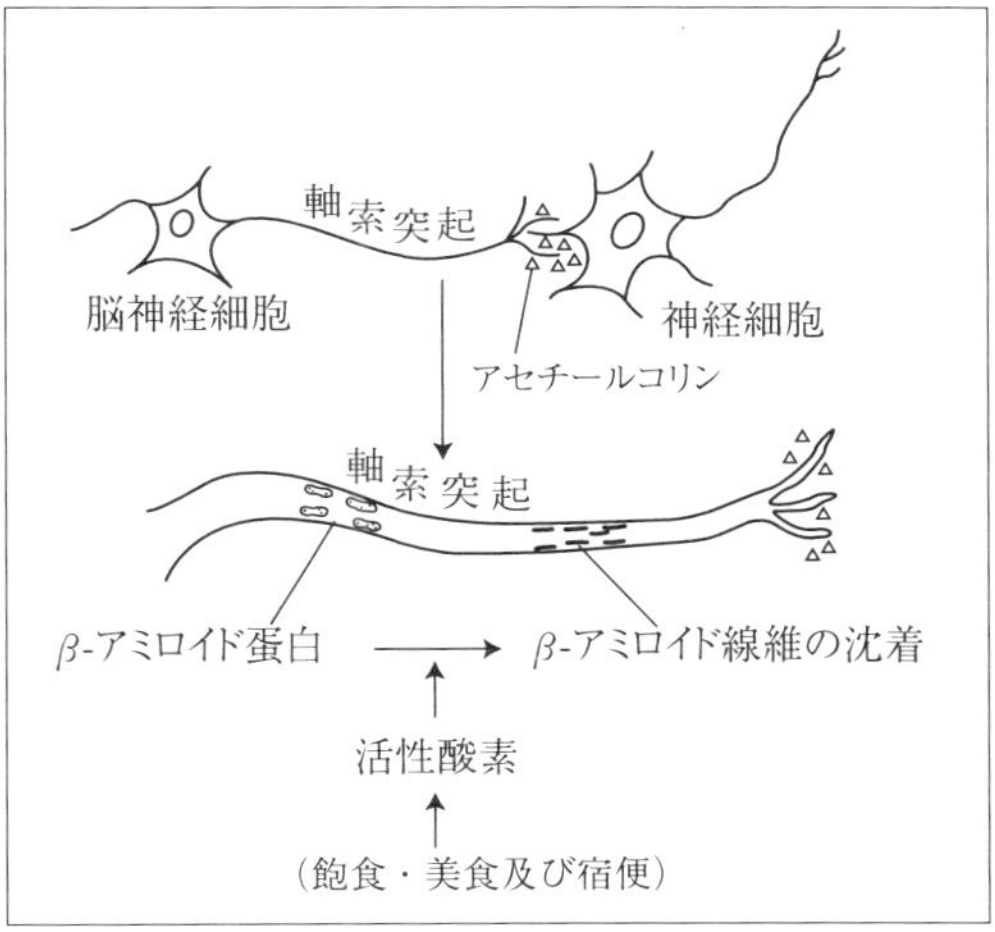


## 3　宿便が大きな原因

　専門家達も日夜精力的に、老人性痴呆症の治療と予防法を研究されておりますが、現在までのところ、まだ根治法は開発されておりません。発病のメカニズムとしては、脳の神経細胞の軸索末端から出る神経伝達物質・アセチールコリンの分泌量が減ってくるため、脳神経の情報伝達がスムーズに行かなくなってしまうということがわかっております（図10参照）。
　それではどうしてアセチールコリンの分泌量が減るのかということですが、それは神経細胞の軸索突起の中に、β-アミロイドタンパクができて、それがβ-アミロイド線維となって沈着してくることにより、軸索内でタウタンパクの燐酸化が促進され、その結果として、軸索内での栄養の流れが悪くなり、軸索の先端が萎縮してくるのです。そのため、アセチールコリンの分泌量が減ってしまうというわけです。

それではどうして軸索内でβ-アミロイドタンパクが増えてくるのかという問題ですが、それは活性酸素がその原因であるとされております。そのため、この活性酸素をいかにして除去するか、またその産生を阻止するかが、今大きな問題となっているのです。最近分泌量の減っているアセチールコリンの分解を抑制する、タクリンという治療薬がアメリカで開発されておりますが、果してどれほどの効果が期待できるかまだわかっておりません。

ところで、活性酸素が老人性痴呆症の原因であるとわかってきましたが、それではこの活性酸素の発生源は何かということが問題になってくるわけです。これについていろいろとまだ論議されており、確定しておりませんが、筆者の私見としては、美食・飽食を続ける誤った食生活、およびそれによって招来される「宿便」の渋滞が大きな原因の一つであると考えられるのです。

老人性痴呆症になる原因として、

① アルツハイマー症

② 脳血管障害（脳梗塞や脳出血などによって起こる）

が主として挙げられますが、そのどちらにしても、この美食・飽食およびそれによって腸管内に渋滞する宿便が決定的な原因となっているに違いないと、筆者は確信しているわけです。

この宿便こそは、万病のもとと極言してもよいと思っているのです。

中国で古代から伝えられている『道書』の「抱朴子」に次のような言葉があることを申し添えておきます。

欲得長生腸中当清
欲得不死腸中無滓

すなわち、すこやかに老いたいと思ったら、腸の中は清くなければいけない。また不老不死を得たいと思ったら腸の中に滓《かす》つまり宿便があってはならないということです。これは古代の中国で、断食や少食といった貴重な体験を積んだ人々が「宿便のないきれいな腸が健康長寿の秘訣である」との偉大な真理を感得されたというわけです。

一方、アルツハイマー病の原因としては、この他に、遺伝的な素因も関係しているという研究発表もあり、また、東京大学医学部の湯本昌先生は、アルミニウムがアルツハイマー病の犯人であるとの研究結果を報告しておられます。しかし、宿便の渋滞が大きな原因の一つであることにほとんどの研究者はまだ気がついておられないのです。これは、重大な「現代医学の盲点」ではないでしょうか。

それにしても、老人性痴呆症の原因として飽食・美食およびそれによる宿便の渋滞が密接に関連しているとすれば、その対策はまた至難の業となってくるのです。現在のように、国民の大半が美食・飽食の毎日をくり返しているのですから、今後老人性痴呆症の患者さんは、専門家が予想している以上に増えてくるものと考えられるからです。したがって、今以上に老人の介護問題が大きな社会問題になることが予想されますから、とにかく何百万という大勢の介護が必要な老人を、どのようにしてお世話するのかということです。

それには、お世話にあたる介護者、およびその施設の確保、さらに財源などいろいろな難問をすべて解決してゆかねばならないでしょう。

しかし、ここで注意しなければならないのは、年老いたら「他人のお世話になる」という甘えた考えが主流になっていることです。その気持ちはよくわかりますが、筆者が強調したいのは「すこやかに老いて、むしろ人様のお世話をさせていただけるような老齢社会」を作ることではないでしょうか。そのためには、あまり消極的な生き方を求めず、もっと積極的な人生の構築を皆さんが設計して、毎日が生き生きとして充実したものであるようにすべきだと思います。そのような、生き生きした充実した老齢を迎えるための秘訣として、筆者は腹七分、いや腹六分の少食主義をあえて提唱したいのであります。

あの「池見診療内科」で有名な、九州大学名誉教授池見酉次郎先生が、一九九六年に行なわれたアーユルヴェーダ（インドの伝承医学）研究会での講演で「私は腹六分の少食を実行しているので、八十歳を超えた今も極めて体調が良い」と言っておられます。これは、腹六分の少食主義を守ることによって、老化や老人性痴呆症などの原因となる活性酸素の発生量が、少なくなるからだと考えられます。つまり少食で悪玉と言われる活性酸素の産生が減るのです。

アメリカ・メリーランド大学のシミック教授も、自らの食事量を半分に減じた時と、腹一杯食べている時と、体内で発生する活性酸素の量がどれくらい違うかを調べておられますが、食事の量を半減することによって大幅に活性酸素の産生が減るということがわかりました。

活性酸素の発生は、他に精神的ストレスや激しい運動などによっても激増することがわかっており、美食・飽食・宿便の渋滞が決定的な発生源ではないとの反論もありましょう。しかし、それでもこの美食・飽食が老人性痴呆症の大きな原因の一つであることを信じて疑いません。

## 4　今の子供達に未来をまかせられるか

一方、日本の未来を背負って立たねばならない子供達は大丈夫なのかという問題ですが、これもまた悲観的にならざるを得ない現状なのであります。

少子化がますます進んで、一九四七年頃は年間二七〇万人近くの赤ちゃんが産まれていたのですが、これを境に出生率が次第に減り始め、最近では約一二〇万人前後という出生数になってしまったのです。一人の女性が生涯に産む子供の数も、一・三九人と戦後最低になっております。だいたいこれが二・〇九で、現状の人口を維持できるというのですから、一・三九では日本の人口は今後二〇〇七年をピークとして、次第に減り始め、二十一世紀末にはなんと六〇〇〇万人位にまで落ちてしまうだろうと予測されているわけです。

このような少子化社会の中で、一つの家庭の子供はだいたい二人、多くて三人、少ない家ではたった一人というところもざらにあるのです。そして、生涯子供を産まない非婚の女性が増えているのです。

昔なら一家庭で四人、いや六〜七人もの子供が一緒に育つというところも多くあったのに、なんと淋しい国になってしまったのでしょうか。大勢の子供が育つところでは、甘やかして大事にし過ぎるということもあまりできないものですが、たった一人か二人の子供では、どうしても過保護な育て方になってしまうものです。

しかも、一億総中流家庭の時代となり、それにバブル景気が続いた結果、どの家でもいわゆる「文化生活」なるものにどっぷり浸った贅沢な暮しをエンジョイしてきたわけです。その結果、生活内容は先にも述べた通り自然から逸脱した、衣・食・住となってしまい、交通機関の発達と相まって運動量も少なくなり、大人はもちろん子供達の体質も弱化の一途を辿ってきております。つまり「文明の進歩、豊かな文化生活」というものが残したツケが、今子供達にはっきりと現われているのです。

したがって今の子供達の生活内容について、謙虚に反省し、大改造を行なわなかったら、日本民族の将来は危ないと筆者は真剣に憂えているわけです。

ではどうするのが一番よいのか？　それには、まずこの美食・飽食の食生活を改めることから始めていただきたいのです。そして、食品の質も、添加物や農薬の入った不自然なものをなるべく避けて、自然に近いものを選ぶようにすることです。これについては、毎日のようにテレビなどで出てくるオヤツのコマーシャルが大きな問題になります。今の子供達にとって、テレビはもはやなくてはならない必需品となってしまっており、高校生などは、だいたい一日三時間テレビを見ているという調査結果が報告されております。

この三時間の放映時間にどれほど「食べもの」のコマーシャルが入ってくるか？　それらのコマーシャルを見ている者がどれほど欲望を刺激されるか！　そして脳裏にインプットされた欲望の想いが、潜在意識となってマインドコントロールされるわけです。これは実に恐ろしい程の結果を産み出すものだと危惧しているのです（表20参照）。一部のスポーツ選手達の溌剌とした元気な活動が、テレビの画面などで放映されるのに眩惑されて、子供達の真実の姿を見誤らないようにしたいものです。

このようなひ弱な子供達が成人して社会生活を営むに当って、3K、つまり「キツイ・キタナイ・危険」を嫌い、なるべく楽で、給料がよく、キレイな職場を選ぶという風潮がバブル時代よりずっと続いているのです。

**表20　疲れている子供達**

1998年12月4日、文部省の発表によると、小学校2年、4年、6年および中学校2年生の子供合計1万1千人について調査した結果いつも疲れていると答えた子供（特に過激な運動はしていないのに）。

| 学　　年 | 疲れていると答えた者 |
|---|---|
| 小学校4年生 | 37% |
| 小学校6年生 | 43% |
| 中学校2年生 | 60% |

## 5　日本民族の将来が危ない

以上でおわかりのように、経済大国の日本は世界一の長寿国と言っても、その内情は実にお粗末なもので、これでは将来が悲観的になってしまうのも当然でしょう。農山村の過疎化などによる崩壊はすなわち、日本伝統の美も崩壊することを意味しているわけで、今や民族滅亡の危機に直面していると極言してもよい事態に陥っているのです。

こうして、家庭の崩壊、学級の崩壊、学校の崩壊、農村の崩壊などによって、都市はまた修羅場と化す。その結果、古来から受けつがれた日本伝統の美も消滅してゆく。こんな悲しい姿を眼の前にして、皆さん、安閑としておられますか。

それにもかかわらず、テレビなどでは毎日のようにドタバタ劇がくり広げられ、みんな笑いこけているではありませんか。国家の将来について真剣に考えている人達が果してどれほどおられるのでしょうか。

# 第二章　少食が世界を救う

第一部から今まで、日本民族が直面している難問の数々を列挙して参りましたが、今や危機が日本一国だけではなく、人類全体にまでおよんできたことに言及しなければならないのです。つまり、人類は有史以来の重大な危機を迎えていると言っても過言ではない程、いろいろな問題で行き詰まっているわけです。

それを具体的に申し上げると、次のようなものです。

①　環境破壊のもたらす深刻な公害問題
②　人口の爆発的増加
③　食糧増産の行き詰まりによる食糧不足

④　文明の進歩にともなうエネルギー不足の問題

以上のどの項目も、人類の繁栄にとって重大な影響をおよぼすものでありますのに、現在のところ明るい見通しがなに一つ得られていないところに、人類の大きな悩みがあるわけです。

## 1　環境破壊のもたらす深刻な公害問題

人類の歴史が始まって以来、四〇〇万年とも言われる中で、この二〇〇年余りの間に起こった私達の生活内容の変化の凄まじさは、本当に驚くべきもので、しかもその変化の度合いが加速度的に増大してきているのです。

産業革命以来始まった大量生産への流れは、止まるところを知らず、流通革命にともなって大量消費を求めて世界中に商品が行き渡りました。その結果として、大量の資源開発→大量生産→大量消費→大量廃棄物の堆積といった循環経路が地球規模にまで拡大してきました。このため、開発にともなう自然の破壊、資源の枯渇、未処理廃棄物、および人工化学物質による公害問題が世界の各地で多発するようになり、これが今や世界各国にとって深刻な悩みの種になっているわけです。

公害問題と言えば、昔は森永ヒ素ミルク中毒事件や、有機水銀中毒による水俣病などが思い起こされますが、これらは今から考えるとまだ比較的スケールの小さい公害問題でありました。しかし最近はもう地球的規模にまで拡大してきた、スケールの大きな公害問題に直面しているのです。これは人類史始まって以来の大問題であると言わねばなりません。

たとえば、酸性雨の問題にしてもオゾンホールの問題、さらに$CO_2$による地球の温暖化など、どれ一つとってももはや日本一国だけでは対策不可能な公害問題であるのです。これらの諸問題を根本的に解決するためにはしたがって、世界各国の緊密な協力が必要で、これなくしては到底解決できるものではありません。

しかし現実の社会は、そのようにうまく私達の思惑通りには、事が運ばないところに大きな壁があるのです。

それは、世界の各国にはそれぞれの利害関係が絡んでおり、理論だけでは解決策を打ち出すことができないからです。

炭酸ガス（$CO_2$）による地球の温暖化問題にしても、このままの状態で人類が化石燃料の消費を続けてゆけば、二十一世紀末には地球の気温が二℃から三℃も上昇してくるだろうと予想されております。その結果、海水面の上昇による低地帯の水没とか、大旱魃による農産物の激減等々の重大な影響が現われるというのです。このような恐るべき将来が待っているというのに、これらの公害問題がスムーズに解決され得ないところに大きな悩みがあるわけです。

これは「人類の業」がもたらす、運命的なものであるとの悲観的な見かたをする人達も少なくないのです。つまり人類の大半は凡夫で、目先の利益に眩惑され、本当に正しい生き方ができなくなり、その生涯を誤ってしまうというわけです。たいへん残念なことですが、決して無視することは許されない大問題です。

## 2　環境ホルモンで子供を産めなくなる?

その一例として、最近急に騒がれだした環境ホルモンが挙げられます。環境ホルモンとは正式には「内分泌攪乱化学物質」のことです。現在、我が国で大問題になっているダイオキシンなどはその一種なのであります。

ダイオキシンは、有機塩素化合物の農薬ＤＤＴやＢＨＣなどと同類のものですが、ＤＤＴやＢＨＣなどより一段と毒性が強く、ピコグラム（Pg.）つまり$\frac{1}{10^{12}}$単位の微量でも人体に害をおよぼすというのですが、人体内に侵入して性ホルモンなどの内分泌を攪乱し、女性に対しては子宮内膜症、男性に対しては精子の減少などを惹き起こすほか、奇型児の出生やガンの原因にもなっていることがわかって、大騒ぎしているわけです。

この環境ホルモンは、ダイオキシンのほかに、私達にとって日常生活の中に深く溶け込んでしまっている食器や洗剤など、約七〇種類が指摘されております。

学校給食用に長らく使われてきた、ポリカーボネイト（PC）製の皿に入っているビスフェノールＡや、合成洗剤の中に含まれているノニルフェノールや、アルキルフェノールなどもその一種であります。これがわかったのは、今から約一〇年前の一九八八年のことです。アメリカ・ボストンにあるタフツ大学で、ソトー教授が女性ホルモンによる乳ガン細胞の増殖実験をしておられました。乳ガンの増殖には女性ホルモンが関連していることがわかっております。この実験中に、女性ホルモンを添加していないのに乳ガン細胞が異常に増える培養フラスコを発見したのです。そこでよく調べてみると、あるメーカーのプラスチック試験管に、保存していた血清を用いたものに限られていることがわかりました。その試験管からノニルフェノールという化学物質が血清に容出していたのです。

このノニルフェノールが実は、女性ホルモンのような働きをしていたわけです。

当時同大学に留学しておられた東海大学の坂部貢助教授は、このソトー教授の実験結果をさらに追跡して、ノニルフェノールがたしかに内分泌攪乱化学物質、つまり環境ホルモンであることを明らかにされたのです。

最近、家庭用合成洗剤で汚染された河の中で死んでいるメダカに、約一〇〇PPbのノニルフェノールが検出され、しかも精巣と卵巣の両方とも存在していることがわかっております。

一方、海外ではデンマーク・コペンハーゲン大学病院のスカッケベック博士らが、この半世紀の間に青壮年男子の精子が約半分にまで減ってきているというショッキングな論文を、一九九二年九月に「ブリティッシュ・メディカル・ジャーナル」誌に発表したのです。スカッケベックドクターらは、一九三八年から一九九〇年（五二年間）に一万四九四七人の青壮年男子について、その精子数を調べておりますが、一九三八年には平均一億一三〇〇万あったのに、約半世紀後の一九九〇年には四二％も少ない六六〇〇万になっているというのです。日本でも帝京大学の押尾茂講師が、二〇歳台の健康な男子について、精子の数、形、および運動機能を調べておられますが、WHOが定めた基準値をクリアーした者は三四人中たった一人であったとのことです。その原因として考えられるのは、主として農薬のDDTだということです。

DDTは第二次世界大戦以来、人体には無害だといって、日本でもたくさん使われてきました。筆者も、家の床下や畳の下などに遠慮なくバラバラと撒いていたのを思い出します。DDTは有機塩素剤で、いったん人体内に入ると、脂肪組織に沈着して、五年も一〇年も排泄されない厄介なものであることがわかっております。しかも、その間に、女性ホルモンのような作用をするDDEに、体内で変わるというのです。つまり、これが環境ホルモンと呼ばれる理由です。

この他に、食肉牛に使われている女性ホルモン剤DES（これは肉質を軟らかくして食べやすくする目的でよく使われてきました）も精子減少をもたらす原因の一つとなっているのではないかと考えられております。

いずれにしても、このような環境ホルモンの実態が次々と明らかになってくるにつれ、今や大きな社会問題となっているわけです。

そして、このような現象は単に人間だけではなく、動物にもおよんでいるのです。たとえばアメリカのフロリダにあるアポプカ湖に生存しているワニは大半が子供を産まなくなっているのです。調べてみると、雄ワニのペニスが1/2以下に短小化しており、男性ホルモンが1/4に減ってしまっているということがわかりました。その原因はなにか？　おそらく農薬のDDTを乱用したためであろうと考えられております。

以上のことからこれまで安全だと言われて、大量に使用されてきた農薬や食品添加物その他の化学物質が、環境ホルモン作用によって、人類にも、また動物や微生物にまで悪影響をおよぼしてきたわけです。有機錫化合物のように、致死量の一万分の一でもイボニシ貝が雌雄両性の生殖器を持つようになってしまうこともわかっております。

してみると、これまで安全だと言われてきたすべての合成化学物質を、もう一度全部調べなければ、安心できないではありませんか。これはもうたいへんな大仕事です。費用の面からも、また時間の面からも、大問題となるでしょう。しかし、この難問を解決することが、今私達に課せられた責務なのです。したがって、二十一世紀の人類は、この公害問題の根本的な解決を行なうことから出発することになるでしょう。それでなくては、人類だけでなく、他の動植物や微生物に至る、すべての「いのち」が生存できなくなるという重大な危機に直面してしまうでしょう。

ごく最近、三五館から出版された西丸震哉先生（食生態学研究所所長）の貴重な高著『滅びの大予言』にも〝内分泌撹乱化学物質で高等動物は間もなく地球上から消滅する〟というショッキングな文章が出ているのです。

## 3　生菜食の省エネ効果で環境問題の対策を！

ここでは思い切って、生菜食による環境汚染の対策を提唱したいと思うのであります。生菜食によって、すべての人々が健康になり、かつすこやかに老いてゆけるばかりか、食糧危機をも克服できるし、また環境汚染を解決する上にも、大きな効果を発揮できると信じているからであります。

この生菜食は、火を加えたものは一切食べないで、生野菜と生の玄米粉だけの食事ですから、家庭において、ガスを使う必要がないのです。これは、化石燃料（石油、石炭など）の大きな節約になります。

現在、岐阜県在住のY夫婦が二人一緒にこの生菜食を実行しておられますが、子供さん達は皆家を出てしまって、たった二人だけの食事ですから、一日中ほとんどガスを使う必要がないのです。もし国民の半分、約五〇〇〇万の人々が生菜食を実行されたらどれだけの省エネ効果が出てくるか、一度専門家に計算していただきたいものです。地球の温暖化対策として、想像以上の好成績が期待できると考えられるではありませんか。

しかも、この生菜食の実行により高血圧症で困っている人も正常の血圧になり、糖尿病も、また慢性肝炎や慢性腎炎あるいは関節リウマチも治り、肥満症も解消してしまうとなれば、この社会から病人は激減してしまうに違いありません。したがって、医療費もまた大節約となるのです。

こうして、健康になった人達が西式健康法も実行して、裸療法や温冷浴を続けることにより、生来の冷え症も治り、風邪を引くこともなくなり、冬でも暖房がいらないという元気な身体になるでしょう。北の寒い地方の人達は例外として、冬でも暖房をあまり必要としない身体になると、暖房費もまた節約できるのです。

さらに、生菜食実行者は夏の暑さにも非常に強くなります。普通の食事をしている人達より、体温が1℃前後も低くなるため夏の暑さが苦にならなくなるのです。そのため、冷房をする必要もなくなり、団扇片手にたいへん涼しく夏を過ごすことができるでしょう。そうすると冷房費も節約できるというわけです。

以上述べました生菜食の生活は決して「絵に書いた餅」でもなければまた単なる夢でもないのです。人類の将来の幸福を真剣に考えておられる人達は、ぜひともまずこの生菜食を実際に試して下さい。

一年間くらい体験されたら、これまで筆者が述べてきたものが、決してオーバーな内容でないことを理解されるものと確信しております。

## 4　人口の爆発的増加が食糧不足を加速

環境汚染をより一層加速している原因の一つが、世界人口の爆発的増加なのであります（表

21参照のこと)。

今から一〇〇万年前は、この地球上でだいたい一〇〇万人くらいの人口であったものが、一万年前にはまだ一〇〇〇万人くらいにしか増えておらないのです。約一〇〇万年で一〇倍です。ところが西暦一九〇〇年から二〇〇〇年のたった一〇〇年間で、なんと四〇〇倍にも増えてしまっているのです。

このような人口の爆発的増加を可能にしたのは、何と言っても食糧の増産が飛躍的に伸びたからです。すなわち、産業改革以来の機械化による農地の開発や化学肥料、さらには農薬の使用などによって食糧の飛躍的増産を可能にしたわけです。

表21　世界人口の爆発的増加

| 年　代 | 世界人口 | 100年間の増加率 |
|---|---|---|
| 100万年前 | 100万人 | 不明 |
| 1万年前 | 1000万人 | 0.1%未満 |
| 西暦　元年 | 1億人 | 2% |
| 西暦1000年 | 2億人 | 7% |
| 西暦1500年 | 5億人 | 20% |
| 西暦1800年 | 10億人 | 25% |
| 西暦1900年 | 15億人 | 50% |
| 西暦2000年 | 60億人 | 400% |

しかし、二十世紀後半に入ってからこの食糧増産のテンポが鈍り始め、最近では思うようには増えず、今世界的に大問題となっているのです。

現在、世界中で収穫できる穀類は、約一九億トンですが、これらの穀類のすべてが人間の食糧に使われているわけではありません。たとえばトウモロコシは、年間約六億トン生産される中で、その三分の二の四億トンが牛や豚など家畜の飼料に使われているのです。これは先進国の人達が肉食の量を増やしてきたためです。

だいたい牛肉一〇〇gを食べるようにするには、飼料としてトウモロコシが七〇〇gから八〇〇gが必要です。肉食の量はわが国でも、この半世紀で約四倍に増えているのです。先進国の人達が、皆このように肉食量を増やすから、食糧をいくら増産しても飢餓に悩む人達が出てくるのです。

世界人口は、今後五〇年間で約一〇〇億に膨れあがると予測されておりますが、果してこれを養う食糧が約束できるか？

東京大学の村井俊治教授は、一九九五年五月二十五日に開催された国連大学地球環境フォーラムで、世界がこのままの食糧消費を続けるとすれば、あと二〇年で地球は食糧不足でパンクしてしまうということを、地球人口収容推測値で示しながら警告しておられます。すなわち、森林面積とその年間減少量、農耕地面積、気象と雨量、世界の人口増加率などを基準に、しかも今後森林伐採を止め、草原を農地に転換するという条件つきで推測した、極めて科学的な話であります。

村井教授の計算によりますと、アメリカ人のように一人あたり一日平均三四〇〇キロカロリーの消費量では地球でまかなえる人口は四六億人となります。現在の世界人口は、約六〇億人ですから、今の時点でも発展途上国の人々が飢えている理由がここにあるわけです。

一九九六年十一月十三日から五日間、ローマのＦＡＯ（国際食糧農業機関）本部で世界食糧サミットが開かれ、一七〇ヵ国の代表者が参加しました。この時の報告で、現在世界には約八億の人々が飢餓寸前の栄養不足に悩んでいることがわかりました。しかも、そのうちの二億人は五歳以下の子供であるということです。このような飢餓寸前の人達を、二〇一五年までに半減させるという「ローマ宣言」が採択されたのでありますが、果して実現するでしょうか、筆者には極めて疑問に思われてなりません。それは、先進国も開発途上国の人達も、ほとんど例外なく、「より豊かな食事」を求めているのをみてもわかるでしょう。

仮りに、一人平均一日一七〇〇キロカロリーの少食主義を守り、肉食を極力控えても、八〇億人を養うのがやっとという計算になっているのです。

食糧を極力節約しなければやってゆけない日が近づいているこの現実を、私達は直視しなければならないのです。

## 5　少食で食糧危機に対処しよう

### (一)　肉食半減のキャンペーンを提唱したい

肉食は、穀類の浪費につながるということはすでに書いてきました。

三〇〇gの牛肉はトウモロコシにして約二四〇〇g、カロリーにして、約一万キロカロリーとなります。一人平均一日二〇〇〇キロカロリーが必要とすれば、一万キロカロリーは五人分です。つまり一人で五人分の食糧を消費していることになるわけです。先進国の人達が、もしこのような贅沢な食生活を続けるとすれば、いくら食糧増産に力を注いでも食糧不足は避けられない大問題となるでしょう。しかし、日本だけではなく世界のどの大都会へ行っても、食糧危機なんてまだまだずっと遠い未来のことだと言わんばかりの贅沢な食生活を、大半の人々がエンジョイしているではありませんか。

いつまでも、このような贅沢な食生活ができると思っていたら食糧危機という大きなパニックが起こることは目に見えております。

凡夫というものは本当に、自分の尻に火がついてくるまではまだまだ大丈夫だという安易な考えで世を渡っているのですから、筆者のこの「肉食を半減しよう」といったキャンペーン提唱案も一種の変わり者の叫びとしか受け取られないのかもわかりません。しかし、アメリカではすでにこの「肉食を半減しよう」とのキャンペーンが、環境保護グループにより強力にすすめられているのです。

その名はBeyond-Beef-Campaign（ビヨンド・ビーフ・キャンペーン）です。このグループの目的は食糧不足に対処するというよりも、むしろ地球環境問題を解決するための手段として、肉食半減という方法を採用しているのです。

### （2）地球温暖化防止にも有効

彼等の主張するところは次のようになります。

「世界の各国が牛肉の消費量を五〇％に減らすことにより大気中の炭酸ガス（$CO_2$）を二二％も減らすことができる」ということです。

二二％もと言えば、少し大げさな話ではないかと思われるでしょうが、たとえそれが半分の一〇％であっても、地球気温の上昇（温暖化）を防ぐためにはたいへん有効な手段ではありませんか。

大気中の$CO_2$の増加による温室効果で、地球の気温が上昇する結果、南極や北極の氷が溶け海水面が上昇するため、太平洋上に散在する島々をはじめ、日本の海岸線にある低地なども水没の危機を迎えるであろうとの警告が、最近になって頻繁に出されるようになりました。

また気温の上昇が、世界の各地で大旱魃や熱波などの異常気象を招き、そのため食糧生産に大きな障害を与えるとの予測もなされております。

一九九六年四月の農水省報告によりますと、大気中の$CO_2$が二倍になると、四大穀物の栽培適地が半減してしまうというのです。つまり世界の食糧生産が五〇％に減ってしまうということです。しかも、それは早ければ二〇二〇年にも現実のものとなるであろうと推測されているのです。後、わずか二〇年しか残されていないのですぞ！

世界の食糧生産が半減してしまう。これは人類にとって大問題です。何が何でもこの$CO_2$の増えるのを防がなければならない緊急の事態に陥っているのです。それなのに、どうして大手各新聞社などがこの農水省の衝撃的レポートを黙殺してしまったのでしょうか。これでは国民の一人一人が真剣に「$CO_2$を減らそう」と考えないのも、当然ではありませんか。

筆者の住む八尾市内でも、道路の脇に駐車して、エンジンを吹かしながら冷房した車内で昼寝をしている運転手を、しばしば見受けるのです。排気ガスを平気で出して、環境問題に無関心な態度を改めない人達を教育するためにも、政府がもっと積極的な政策をとらねばならないと思うのです。

一九九七年十一月に開催された地球の温暖化防止「京都会議」で、二〇一〇年までに一九〇〇年の$CO_2$排出量より、日本は六%、アメリカが七%、EUが八%減らすことを約束しましたが、この約束を果たすことが本当にできるという自信を、どの先進国も持てない現状にあるのです。これでは到底、地球の温暖化を確実に防止できるという見通しが立たないと思います。

そこで筆者は今環境保護グループの皆さんが、強力に推進している「牛肉食半減」のキャンペーンを高く評価すると共に、日本国民もぜひこのキャンペーンに応じて立ち上がっていただきたいと強く念願する次第です。

現在、世界には牛が約一五億頭おります。つまり四人に一人で牛一頭を飼っていることになります。牛の蹄は一頭で四つありますから、一五億頭で六〇億、この蹄で草地を踏み荒し、砂漠の拡大化を促進しているというのです。そこで、牛の頭数を半分に減らすと、牧草地が森林に変わるので、森の$CO_2$吸収量がざっと一三億トン増えるとの計算が出されているのです。その上、牛の呼吸や、飼料生産に使われる石油などから出る$CO_2$が約二億トン。これも節約できるから、合計一五億トンの$CO_2$を減らすことが可能だというわけです。

これは世界で一年間に排出される$CO_2$七一億トンの約二二％に当たるのですぞ！　日本政府は、公約した六％でも無理ではないかと弱音を吐いているのに、食生活の改善によって二〇％以上も$CO_2$の排出を減らすことができるということに注目していただきたいのです。

二〇％とは、少しオーバーな計算ではないかとの反論もあるでしょうが、たとえこれが半分の一〇％であっても、たいへん高く評価されるべき対策ではありませんか。しかも牛肉を過食することで乳ガンや大腸ガン、前立腺ガンなどのガン疾患をはじめ、心筋梗塞や糖尿病などの「生活習慣病」が増えるということも明らかになっているのです。したがって牛肉の消費を半減すれば、それだけ健康増進にもプラスになると考えられるでしょう。

さらにまた、肉食の節約によって、それに数倍するトウモロコシや小麦などの飼料も人間の食糧として役に立つのです。現在、世界のトウモロコシ生産量は約六億トンですが、そのうちの四億トンが家畜の飼料に使われております。この四億トンを半減して、二億トンを人間の食糧に回すだけでも、数億人を飢餓から救うことができるのです。

この肉食半減のキャンペーンは、まず先進国の人々から実行に移す必要があると思います。後進国の人達は、アメリカや日本など経済大国の人々が贅沢な肉食生活を行なっていることに対して、一種のネタミと羨望の気持ちで見ているのではないでしょうか。したがって「一度は自分達もあのような贅沢な食生活をしてみたい」との想いを強く抱いている人も少なくないでしょう。それゆえ、先進国の私達が肉食半減のキャンペーンを呼びかけても、逆に強い反発を受けることになると考えられます。

そこで経済大国の日本が、まず先頭に立ってこのキャンペーンに参加し、世界の人々に対してその模範を示して行こうではありませんか。経済大国と言われる日本の人達が、肉食半減の模範を示すことによって、世界の各国も必ずそれに続いてくれるに違いないと思います。

贅沢な食生活をやろうと思えばいくらでもできる日本の人達がやるのですから、その説得力は大きいです。しかも、この肉食半減の食生活で、肉食の過剰によってもたらされてきたいろいろな疾患も激減し、日本の国民の健康度が一段と増進し、医療費も大幅に減ってくるとすれば、これは世界的な大反響を呼び起こすことになると考えられます。

それゆえ、政治家・医学者はもちろん、食糧問題、環境問題に係わっておられる人達が、この際一堂に会して、この肉食半減のキャンペーンについて、真剣に討議していただきたいと念願して止みません。

## 6　有事に備えて生菜食の訓練をしよう

日本の食糧自給率は四二%で、アメリカやイギリス、ドイツなど他の先進国に比べ非常に低く、私達の口に入ってくる食品を調べてみると、こんなものも外国から輸入しているのかと驚くようなことも少なくないのです。

このような状態で、もし万一「有事」が実際に勃発し、外国からの食糧輸入が途絶えた場合に、たちまち食糧の危機に陥るのは目に見えているではありませんか。

もしそのような事態が実際に起こったら、おそらく大パニックに陥って、収拾のつかない地獄の出現となるでしょう。そこで、今からその対策を真剣に考えていただきたいのです。

その一案として、筆者がこれまで研究を続けてきました「生菜食」を、この平時の間に国民の皆様が実行し、その訓練の中で、たとえ「有事の際」がやってきても、平然として国民一同が対処できるようにしていただきたいと思うわけです。

生菜食とはどのようなものかについては、第一部でも書きましたが、より詳しくは筆者監修、生菜食研究会編『生菜食健康法』（春秋社刊）の中で説明しておきましたので興味のある方は一度読んで下さい。生菜食は火を加えたものは一切食べず、数種類の生野菜と生の玄米粉だけを食べるという特殊な食事療法です。この生菜食の原典はたびたび紹介した西式健康法の中にある「生食法」ですが、この生食法はたいへん厳しく余程の意志堅固な人でないとできないものです。

そこで、もう少しやりやすい方法を考え出したのがこの生菜食法であります（表22参照のこと）。これなら、一般の人々にも「実行し易い」との好評を得ておりますし、また効果のほうも注目に価すると思われるほどの好成績が認められており、それはすでに紹介してきました。

以上の他、脱毛症が治ったり白髪が黒くなる、皮膚のシワ、シミもとれる等、不思議な効果

**表22　甲田医院指導の生菜食法（一例）**

1．朝食は抜く
2．昼食…
 - 生野菜
   - 葉：ホウレンソウ、シャクシナ、キャベツ、春菊、ニンジン葉　計250ｇ（ミキサーで泥状にしそのまま食べる）
   - 根：大根オロシ 100ｇ、ニンジンオロシ 120ｇ、ヤマイモオロシ 30ｇ　計250ｇ（調味料として塩５ｇ入れて、そのまま食べる）
 - 生玄米粉…70ｇ（塩を少し入れてそのまま食べる）
 - 調味料として塩５ｇ

3．夕食…昼食と全く同じ
4．生水と柿茶合計１日１ℓ～1.5ℓ飲む
5．スイマグ（緩下剤）毎朝20ccを１合（180cc）の水で飲む
6．以上のほか、一切の飲食物を口にしない
　　このほか、表１の西式健康法を実行すること

注：一日の食事量は約900キロカロリー。タンパク質がだいたい25ｇ。

が認められますので、近い将来現代医学の治療法として正式に採用された暁には、大反響を呼び起こす治療法になるものと確信している次第です。

ところで、表22の生菜食は一日の総摂取熱量がわずか九〇〇キロカロリー前後、タンパク質も二五ｇくらいの少食でありますから、こんな少ない食事で大の成人男子が本当に元気な生活ができるのかと不安に思われるのはもっともなことです。一日九〇〇キロカロリーと言えば基礎代謝量よりも遥かに少ないではありませんか。

このような低栄養の生菜食を二ヵ月、三ヵ月と続けてゆけば、日一日と痩せ衰え、そのうちに栄養不良に陥って倒れてしまうと考えられるでしょう。

ところがどっこいそうはならないのです。確かに生菜食を始めた当初は、体重が減ってきて、身体がだるくなったり、フラつきがきたり、眠くなったりします。人によっては一ヵ月に一〇kgも痩せてしまう場合もありますが、だいたい平均して一ヵ月に五kgの減量で済みます。しかしこの体重減少も、月を追うに従ってカーブがゆるやかになり、四ヵ月くらいでその減少も止まってくるのです。

それ以後はしばらく横這いが数ヵ月続き、それから不思議なことに体重が増え出すという人が多く出てきたのであります。

筆者が最初昭和四十九年（一九七四年）三月一日から表22の生菜食を開始し、体重が五七kgから数ヵ月で四五kgにまで減りましたが、それ以後は横這いとなり、一一カ月後から、体重増加という不思議な現象が出てきたのです。始めのうちは、生菜食で栄養不良になり、低タンパク血症のためにムクミが出てきたのではないかと考え、いろいろと検査をしてみました。しかし、低タンパク血症でもなく、やはり確実に体重が増えてくることを知って驚いたわけです。

医学部の学友達にこのことについて話をしても、「それは君が特異体質だから」と誰も相手にしてくれません。そこで、甲田医院へ受診してこられる患者さんの中で、その希望に応じて同じ生菜食を実行していただくことにしました。その結果、筆者と同じくある時期を境として体重が増えてくるという症例がつぎつぎと出てくるではありませんか。

こうして現在まで、約七〇〇〇人余りの人々がこの生菜食を実行してこられましたが、その中には表22の生玄米粉を省いた一日四〇〇キロカロリーそこそこの超少食を数年間実行して、ますます元気になり、体重も増えてくるという人達も出てきたのであります。

これについては、拙著『驚異の超少食療法』（春秋社刊）の中で詳しく説明しておきました。

したがって、表22の生菜食療法を、健康法として国民の皆様が採用していただいても、必ず立派な成果があがると確信している次第です。しかもこの生菜食で、有事の際には、一切の輸入食品が途絶えた中で、一人の餓死者も出さないで乗り切ることができるではないかと申し上げたいのです。

しかし、日頃美食・飽食を続けている人達にとって、いきなりこの生菜食を実行するのは、たいへん難しいことと思います。ましてや有事の際には精神的動揺も強いことでしょうから、生菜食に対しても少なからぬ不安感が出てくるに違いありません。

そこで、一度この平和な時代に有志の方々が先頭に立って、この生菜食を訓練する意味で実行していただくことを提案したいのであります。たくさんの仲間がいれば、なおたいへんやりやすいのです。

初心者で空腹感が強く出る人や、体重減少が多くなる場合には、表22のメニューを少し変更してもよろしい。

たとえば表23のように生玄米粉を七〇gから一二〇gに増やし、ハチミツを三〇gずつ一日二回添えるということも許されるのです。またその上、トウフ1/2丁（二〇〇g）を昼と夕の

**表23　慢性肝炎の生菜食療法（一例）**

1．朝食は抜く
2．昼食…
　生野菜
　　葉
　　　ホウレンソウ
　　　シャクシナ
　　　キャベツ
　　　春菊
　　　ニンジン葉
　　　計250ｇ（ミキサーで泥状にしてそのまま食べる）
　　根
　　　大根オロシ　100ｇ
　　　ニンジンオロシ120ｇ
　　　ヤマイモオロシ　30ｇ
　　　計250ｇ（塩４ｇを入れてそのまま食べる）
　生玄米粉120ｇ（ハチミツ30ｇを加えてそのまま食べる）
　トウフ200ｇ（塩１ｇ入れてそのまま食べる）
　調味料、１食につき５ｇの塩分
3．夕食…昼食と全く同じ
4．生水と柿茶合計１日１ℓ～1.5ℓを飲む
5．スイマグ（緩下剤）毎朝20ccを１合（180cc）の水で飲む
6．以上のほかは一切の飲食物を口にしない
7．このほか、表１の西式健康法を実行すること

注：一日の食事量は約1750キロカロリー。タンパク質だいたい55ｇ。

二回にプラスしてもよろしい。

　これだけ増やせば、一日の摂取熱量が約一七〇〇キロカロリーになり、たいへん楽な生菜食となります。

　一度こうして二ヵ月から六ヵ月、生菜食を実行し自信をつけておけば、いざ「有事の際」が突発的にやってきても少しも動揺することなく、落ち着いて生菜食を実行することができるでしょう。

　今一日一人、二〇〇グラムの生玄米が生菜食で必要とすれば、乳幼児を除いた一億の日本人が消費する玄米は一日で二万トン、一年を四〇〇日として計算しても、八〇〇万トンの玄米があればよいことになります。したがって、現在日本の米生産量一〇〇〇万トンで

はまだ余裕があるということになり、安心して生活ができるではありませんか。後は、必要な野菜作りをどうするかを考えるだけでよいのです。

この他にまだ海産物や果物、その他の雑穀などの収穫もあることですから、食糧危機の心配をする必要はないのです。

以上のことから政治家達も一度ぜひこの生菜食を試食し、体験的に納得した上で、有事の際の救急食として採用する心の準備をしていただきたいと思います。

# 第三章「いのち」を考える

## 1　経済優先の逆様《さかさま》社会

これまで書いてきたように、地球規模にまでおよぶスケールの大きな公害問題を始め、その他、もろもろの公害が起こってくる最大の原因は何かということですが、それは「人類独尊」という差別思想に基づいた私達の生き方にあると言えるのではないでしょうか。

人類がこの地球上に出現してから約四〇〇万年と言われておりますが、その間、私達の祖先から現代に至る歴史の中で、大半の人達は人間中心の考え方に基づいた生活態度をとってきたのであります。

人間にとって都合の良い生き物は、家畜にしたり栽培したりして、いろいろと利用し、時には乱獲して絶滅させるというような行為をくり返してきました。肉食がそのよい例です。しかし肉食というものが、私達の運命にどのような悪影響をおよぼすかを、今真剣に反省しなければならないのです。

また、人類にとって都合の悪い生き物も、平気で皆殺しにしてきたではありませんか。

これは明らかに「人類はこの地球上で一番偉いのだ。他の動植物や微生物の『いのち』を人類繁栄のために、生かすも殺すも自由である。そのような特権を与えられているのだ」といった差別思想でやってきたわけです。したがって、田畑や森林などに繁殖する虫や蝶などは害虫だとみなして、農薬をばら撒いて皆殺しにして平気な顔をしているのです。

また、熱が出て咳が止まらないので診療所へ行ったら「気管支炎だから、この抗生物質を服用して下さい」と病原菌を殺滅する薬が渡されるでしょう。その抗生物質で病原菌が殺され、病気が回復したら「やれやれ、助かった」などと胸を撫で下ろして喜んでいるではありませんか。

しかし、このような農薬や抗生物質の乱用で、一時的には効果があったものの「害虫や病原菌」はすんなりと退散してくれません。農薬や抗生物質に耐性を獲得した「いきもの」が見事に復活してきたのです。

このような「いのち」の力強い生命力は天の意志で与えられたものなのです。それは、人間だけが地球上に王者として、特権を与えられたものでないことを知らされているわけです。それにもかかわらず、耐性のできた「害虫や病原菌」をさらに撲滅するべく、新しい薬品を開発する研究が精力的に進められているではありませんか。これはまだ、人類独尊という差別思想に基づいた、つまり天の意志に背いた生活態度ではないでしょうか。

このような差別思想に基づいた農業や医学が、今や大きな行き詰まりを迎えようとしているわけです。また、病害虫を殺滅するつもりでバラ撒いてきたＤＤＴやＢＨＣなどの農薬が、今度は環境ホルモンと姿を変えて、人類に襲いかかってきたではありませんか。

現代医学の各病院でも、多剤耐性菌による院内感染が、大きな恐怖の的になっておりますが、これも結局、差別思想に基づいた人間本位のやり方に対する「いきもの」達の反発であります。こんなやり方を何回かくり返しているうちに、現在のような行き詰まりを迎えることになったのですから、この現象を「天が人類に与えてくれている有難い警告なのだ」と一刻も早く悟る必要があるのです。

ようするに、人類も、他の動植物や微生物と等しく、この地球上で共存共生の生き方をすることが求められているわけです。これは、二五〇〇年前に説かれた、あの釈尊の「真の平等思想」に立脚した生活態度を、単に頭の中だけで理解するのではなく、本当に実行せよという警告なのであります。

二十一世紀からの人類が、真実の正しい繁栄を望むなら、何としてでも、釈尊の教えを実行に移すことだと強調したいのであります。

ところが、ここに厄介な問題が出てきているのです。それは、人類独尊という思想で地球上に君臨してきた私達は、実は自分達の命よりも経済の方が優先するという逆様の社会を作り上げてきたのです。人間の命は「地球より重い」とまで言われる一方で、実際はその命より経済の方が優先されるというのですから、このような社会では、本当の幸せが得られるはずがないではありませんか。

## 2 花粉症と車社会

たとえば、アレルギー性疾患がそのよい例です。毎年二月下旬から三月にかけては花粉症が激増する時季で、テレビなどは毎日のように花粉情報を伝えております。この花粉症の原因が、杉や檜などの花粉であることは、よく知られておりますが、不思議なことに、患者さんの数は花粉の多い農山村よりも都市の方が多いのです（次ページ表24参照）。

表24でわかりますように、花粉の量は農山村の方が都市より六倍も多いのです。それなら、花粉症の患者さんは農山村の方が多いはずです。それなのに、患者さんの数は逆に都市が一四%、農山村が八%となっているではありませんか。これは、いったい何が原因であるのか？研究の結果、排気ガスの粉塵（ＤＥＰ）が花粉症発病のアジュバントとして作用していることがわかってきたのです。それなら、花粉症をこの社会からなくするためには、自動車の数を減

表24　都市と農山村での花粉症発生率の違い

| | 花粉の量 | 花粉症の患者数 |
|---|---|---|
| 都　市 | 1 | 14％ |
| 農山村 | 6 | 8％ |

表25　ディーゼルエンジン車の増え方

| 年数 | ディーゼルエンジン車の数 |
|---|---|
| 1978年 | 240万台 |
| 1993年 | 1050万台 |
| 1998年 | 1134万台 |

らせばよいではないかと考えられるでしょう。当然のことです。しかし、もしこれを、誰か政治家の一人が議会などで真面目に発言したら、「この景気の悪い時に、自動車の数を減らせとは、何ごとだ」と猛烈に反対され、下手をすると政治生命を失う破目にもなりかねません。

現在日本には約六三〇〇万台の自動車があり、至る所で渋滞が生じて、一つの大きな公害問題にもなっているわけです。自動車から吐き出される排気ガスが、いかに一般市民の迷惑になっているか、大都市の中で住んでいたら、誰でも痛感しているはずです。もうこれ以上自動車が増えてもらったら困るなぁと愚痴をもらすのも、もっともなことでありませんか。

しかし、それにもかかわらず排気ガスを最も多く吐き出すディーゼルエンジン車がますます増えているのです（表25参照）。

一九七八年に二四〇万台あったものが、二〇年後の一九九八年には一一三四万台と約四・六倍になっているのです。その理由は燃料費にあり、ディーゼルエンジン車に使う軽油がガソリンよりも安いからです。ディーゼルエンジン車が、黒い排気ガスを吐き出しながら走っている姿を見ると、本当に気持ち悪くなる程です。

しかし、それでも経済的であるとの理由でこんなにも増えてしまったわけです。人間の命は地球よりも重いと言われながら、その命が経済的な理由で、かくも軽んじられる社会では、私達の真の幸福は絵に書いた餅のように儚《はかな》いものです。

今日本では、死因でガンがトップを占めており、年間に約二七万五〇〇〇人がガンで亡くなっておられます。その中で肺ガンが、最近、目立って多くなっているのです（表26を参照のこと）。

## 3　肺ガンも排気ガスで増える

今後はさらに増えて、肺ガンで亡くなる人が最も多くなるだろうと予測されているのです。

肺ガンと言えばタバコがその原因になっていると誰でも思うでしょう。確かに肺ガンとタバコは密接に関連しており、喫煙者に肺ガン患者が多いという疫学的な調査報告があります。しかし全く吸っていないのに肺ガンになったという人も少なくないのです。

その人達がどうして肺ガンになったのかという問題が残るわけですが、ここに自動車の排気ガスが、その原因の一つになっているということがわかってきました。

九州女子大学教授・常盤寛先生は、タバコは全く吸わないのに肺ガンにな

**表26　肺ガンが激増**

| 年　次 | 肺ガン（10万人あたり） |
|---|---|
| 1970年 | 10.2人 |
| 1992年 | 32.5人 |

った人一四名について、そのガン細胞を調べてみました。その結果、一四名全員がガン細胞のＤＮＡに、自動車の排気ガスから出る粉塵（ＤＥＰ）に含まれている、ニトロピレンやベンツピレンといった発ガン物質が附着していることがわかったのです。この研究報告を受けて、環境研究所も調査に乗り出し、間違いなく自動車の排気ガスが肺ガンの原因になっていることを確認したわけです。

このように、自動車の排気ガスは、アレルギー性疾患や肺ガンなどいろいろな面で、私達の健康を損ねるという公害問題を惹き起こしているのです。したがって、自動車による公害を根絶する方策を、政府は早急に講じなければなりませんが、そこはやはり、経済優先の社会で、簡単には実行に移すことができないのです。

公害をばらまかない低公害車の開発なども盛んに議論されておりますが、本格的な取り組みはまだもっと先に延びそうです。ましてや自動車の数を減らすなど、どの企業も、そしてもちろん政治家なども真剣に考えておりません。私達一人ひとりが意識をもって、こういった問題を考えてゆかなければなりません。

## 4　すべての「いのち」に愛と慈悲を！

では、すべての「いのち」を大切にするという生活を実際にどのようにすればよいのか考えてみましょう。

「いのち」といっても、いろいろな「いのち」があります。今大まかに、次の四つの「いのち」つまり自分の「いのち」他人の「いのち」動・植物の「いのち」微生物の「いのち」について考えてみることにしましょう。

自分の「いのち」を大切にするというのは、誰でもよくわかることです。世界で一番かわいいのは自分の「いのち」であるはずです。毎朝散歩したり、冷水摩擦をしたりするのも、皆自分の「いのち」がかわいいからです。

この思いがむしろ強すぎて、自己中心的な言行に走り、いろいろと争いのもとを作っているのが現実の社会です。したがって自分の「いのち」をあまり大切にし過ぎないように、お互いが努めてこそ、平和で幸せな社会を作ることができると申せましょうか。

公害問題がその良い例ですが、たとえ自分の「いのち」だけをいかほど大切にしても、他人の「いのち」を粗末にしていたら、結局自分の「いのち」も危なくなってしまうということがわかってきました。

公害問題の根本原因は、既に先にも述べておきましたように、結局自分中心の差別思想です。自分だけよければ他人の「いのち」はどうなってもかまわないといった差別思想で、農薬や食品添加物の乱用が起こるのです。

それによって他人の「いのち」が多少とも害を受けようが、法律にさえひっかからなかったら構わない。自分が儲かりさえすればよいのだという、自己中心的な考えで、ある種の人達はこの世を渡ってきたわけです。

中には誠に良心的な態度で、真剣に他人の「いのち」の幸せを考えてやっておられる農家の人達や、家伝の美を誇る商家の人々もおられますが、それはこの汚れに満ちた社会では、少数にしかすぎないという時代になってきているのです。

その結果、今度は乱用してきた農薬や食品添加物のために、自分の「いのち」までも危なくなってきたではありませんか。

自分のかわいい赤ん坊にお乳を飲ませようとしても、母乳の中に猛毒のダイオキシンが混入していて、恐くて飲ますことができないという情けない世の中になってしまいました。保健所や小児科医院などには、このような不安をかかえて訪れる母親達が後を絶たない有様であります。

つまり本当に幸せな社会を実現したいと願うならば、他人の「いのち」も自分の「いのち」と同じように大切にしなければならないのです。

さてここで、平等の問題を一歩進め、今度は動・植物の「いのち」を考えてみましょう。

私達の大半は、これまで動・植物の「いのち」を本当に「いのち」として認めてきたか、極めて疑問であります。

これまで主として人間社会における差別問題について言及してきましたが、それだけでは本当に健康は得られないということを、ここではっきりと理解して欲しいのであります。すなわち、人間の「いのち」だけではなく動・植物の「いのち」も私達人間と同様に差別してはならないということです。

たとえば、私達が毎日いただく食物、つまり魚や肉それに米や野菜などすべてを「いのち」として大切にしているでしょうか。

スーパーや市場へ買い物に行った主婦達が「この魚一匹二〇〇円は安い」「この大根一本三〇〇円は高い」などと品定めしながら買っておられます。その魚や大根が、天からいただいた大切な「いのち」とは見てくださらないのです。

こうして買ってきた安い食材で作った夕食を腹一杯食べてしまった後で、腹が張ってきて苦しくなると、たとえば下剤を飲んで無理に排泄させる、また中には指をのどに差し入れて、食べたものを吐いてしまうといったことを平気でやっているわけです。

天からいただいた大切な「いのち」を物として見ているから、このような罪深いことが何の良心のとがめもなくできるのです。

このように「いのち」を粗末にしている無慈悲な行為を、天は絶対に許すはずがありません。結局、いろいろな体調の変化が現われ、苦しむことになるのです。それは「いのち」を粗末にしてきた人間に対する天の警告であります。

自分が毎日どれ程までに「いろいろな動・植物を無慈悲に殺生しているのかがわかった時、

正しい食生活への真の理解が生まれてくるのです。その結果、なるべく動・植物の「いのち」を殺生しないでやってゆけるような食生活を本気で考える、ここまできたら「少食」への第一歩が始まるわけです。

少食とはつまり、動・植物の「いのち」をなるべく殺生しないという愛と慈悲の具体的表現なのであります。この少食が、また健康法の秘訣となっているところに深遠な神の計らいを見てとることができましょう。

筆者は若い時から、大病ばかりくり返し苦しんできたため、何とかして健康になりたいと、現代医学はもちろん東洋医学や民間療法などいろいろと研究し、実践すると共に、それらをたくさんの患者さん達にも応用する中でわかってきたのは、少食こそが健康の原点であるということでありました。世の中には、いろいろな健康法があって、特に最近は健康法のブームで、実にさまざまな「健康法」が雑誌や単行本などで紹介され、普及しております。

しかし、たとえ素晴らしい健康法を実行し、一時的に元気になっても、少食が守られず過食・飽食をくり返している人は、早晩病に倒れるという姿を、いかに多く見てきたことでしょう。したがって、本当にすこやかな長寿を願うならば、やはり少食が習慣になるよう努力し、生涯それを守り通すことだと確信しているわけです。つまり、天は少食という「いのち」に対する愛と慈悲を実行する者にのみ、すこやかに老いるという幸せを与え給うということになりましょうか。

しかし現実のこの社会は、少食どころか、美食・飽食・グルメの風潮で、大半の人々がその食生活に浸っているのです。たとえば日本人の食べる肉の量は次第に増えてきております。女子栄養大学の五明紀春教授が計算されたものによりますと、日本人は一人平均生涯の間に牛肉を二・二トン（牛六頭）も食べるということになっております。つまり全人口では、なんと七億五〇〇〇万頭の牛を食べてしまうことになるのです。七億五〇〇〇万頭の牛を一度に並べてごらんなさい。これだけの牛を日本人が殺して食べるのか、何と残酷なことをしているのだなと驚かれるに違いありません。これでは、いかに口先で愛や慈悲を唱えていても、決して真の幸せを得ることはできないだろうと筆者には思われてなりません。

二十一世紀からの人類が、宇宙の摂理に従って正しく繁栄してゆくためには、これまで続けてきた人類独尊という差別思想を改め、動植物や微生物の「いのち」と共存共生をはかるという、真の平等思想に基づいた生き方が求められているというのに、このような残酷なことをしている限り、大きな顔をして世界平和を語る資格があるのでしょうか？　何億というたくさんの牛や豚を平気で殺す人類が、果して本当に、この地球上で真の平和を実現できるでしょうか？

日本民族は昔長らく肉食をしていなかったのです。それは仏教伝来の後、天武天皇の御代に殺生肉食禁断という詔勅が出されてからです。それ以後、桓武天皇の御代に至るまでの約一三〇年間は、国是として肉食は禁じられていたのです。またそれ以後にも、殺生肉食禁断の詔勅は一〇回も出されており、明治天皇の前、孝明天皇の御代に至るまでの約一三〇〇年間はほとんど肉食をしていなかったのです。

ところが、四五〇年前頃から、西洋文明が日本に入ってくるようになって、食生活に異変が起こってくることになるのです。それは、家畜制度の論理で構築されている西洋文明の影響が日本民族の間に浸透してきたからです。

明治時代に入って、福沢諭吉氏らの肉食礼賛論が、肉食の普及に火を付け、この一〇〇年余りの間に、日本人の食生活に大変化をもたらしてしまったのであります。

現代医学者の中にも肉食礼賛者が少なくありません。「一日に八〇～一〇〇gの肉を食べることで健康長寿が全うできる」と、新聞やテレビなどでも盛んにすすめておりますが、果して本当にこの食生活ですこやかに老いることができるのでしょうか。

健康長寿の例としてよく沖縄県の長寿が話題に出されます。沖縄県は日本一の長寿県となっており、その住民の食生活には大いに関心を持たれているわけです。沖縄県の人達が毎日食べている食事内容をよく調べてみると、豚肉の消費量が他府県より多いということが肉食をすすめる根拠となっているのですが、豚肉を食べることだけが原因で、本当にすこやかに老いることができるのでしょうか。

前に書いたように、私は人口問題の点から肉食半減のキャンペーンを提唱しています。加えて「いのち」の視点からも肉食についてこう考えるのです。

なおここでもう一つ申し上げておきたいことがあります。それは動物実験のことです。「医学の進歩のために」という美名のもとに、毎年おびただしい数の動物達が犠牲になっております。中には目を背けたくなるような苦しみに耐えながら死んでゆくものも少なくないのです。また無用な実験も数多く行なわれているのです。

たとえば、マウスの身体に注射針を刺す行為は、体重三〇gのマウスにしてみれば、人間にとってわずか〇・一㎜の細い針であっても、六〇kgの人間に換算して口径二〇㎝の針を突き刺すのと同じです。もし人間が、そのような太い針を突き刺されたら、大きなショックを受けるに違いありません。

このような残酷な動物実験、何とかできないものでしょうか。

さて、最後は微生物の「いのち」についても、差別問題を真剣に考える必要があるのです。たとえば農薬や抗生物質の使用をどうすればよいのかという問題です。先にも述べておきましたように、人類独尊という差別思想のもとに、病害虫は「皆殺しにせよ」とばかりに、毒性の強い農薬を必要以上にばら撒いたり、また使ってもあまり意味がないと思われるような抗生物質を乱用してきました。その結果、大きな公害問題として撥ねかえってきて、このままではやがて人類の生存までも危なくなるというところまで追い詰められているわけです。

抗生物質でも使えば使うほどいろいろと深刻な問題が出てくるのです。たとえば、耐性菌の出現による院内感染もその一つです。メチシリンはもちろん、これまで耐性菌に対して最後の切り札として頼りにしてきた抗生物質バンコマイシンにも、耐性のＭＲＳＡ（メチシリン耐性黄色ブドウ球菌）、ＶＲＥ（バンコマイシン耐性腸球菌）などが出現してきて、どこの病院でもその対策に頭を悩ましているわけです。

このほど集英社から出版された平松啓一先生（順天堂大学細菌学教授）の著書『抗生物質が効かない』の中でも、抗生物質の乱用が耐性菌の出現を促進させていると、強く警告しておられます。ようするにこれは人類独尊という差別思想に基づいた医学や農業が、天の摂理に反するものであるとの警告であるのです。

したがって、微生物の「いのち」に対しても、私達は共存共生してゆくという真の平等思想に基づいた付き合いをせよということです。

一九九六年には、堺市をはじめ全国各地でＯ-157菌による感染症が発生し、大きな社会問題にまで発展しましたが、これなども抗生物質の乱用が、その原因となっていることがわかりました。

これまで人体には無害と考えられてきた大腸菌に、猛毒の赤痢菌毒素（ベロ毒素）がウイルスによって運び込まれ、Ｏ-157株という恐ろしい大腸菌に変身してしまったわけです。そのような「場」を提供したのも、抗生物質の乱用が密接に関係しているということです。

したがって今後は、本当に天の理にかなった、農業や医学の開発に目を向けることが重要だと言えましょう。

その出発がいよいよ二十一世紀から始まるのだと筆者には感じられるのです。

二十一世紀は、単に農業や医学にとどまらず、他のどの分野においても真の平等思想に基づいた世界が開けてくるのだと思います。これが実現すれば、実に素晴らしいことで、画期的な人類の進歩と言えるでしょう。

# 第四章　少食主義の思想

少食とはこれまで書いてきたように、動植物の「いのち」をなるべく殺生しないという言わば「愛と慈悲の具体的表現」でありますが、この愛と慈悲の少食が、また健康法の秘訣にもなっていることを、これから詳しく説明してみることに致します。

## 1　少食の五愛

### (一) 腸内細菌叢への愛

まず第一に、少食は、腸内細菌叢に健全な生存の場を与える重要な役割を果していることを認識しなければなりません。

私たちの腸管内には約一〇〇種類、一〇〇兆の細菌類が常に存在しておりますが、この細菌類の多くは、宿主である人体とは密接な関係を保ちながら共存共栄しているのです。その種類や細菌の数などは、名人の体質や腸内環境によって皆異なっております。その腸内環境を左右する因子の中でも、食物の質と量が最も大きな影響をおよぼすものであろうことは容易に理解できるはずであります。

毎日の食生活の質や量の違いによって、便の匂いや色が、いかに変化するか、少し注意しながら観察していると、それはすなわち腸内細菌叢の働きが密接に関係しているのです。腸内細菌叢が健全で良好なバランスを保っている時は、人体に必要なビタミン類やミネラルなども産生し、これらを人体に提供してくれます。また、外来から食中毒や感染症の原因菌などが腸管内に入ってきても、健全な腸内細菌が存在している限り、簡単には繁殖できず、体外へ排泄されてしまうものです。

このように腸内細菌叢は、人体にとって大切な「共同生存者」でもあるわけですから、腸内細菌が生存する場を、常に最適状態に保てるよう配慮することが、大切な養生法なのでありますす。ところが私たちの大半は、自分の食欲にまかせて美食・飽食を続け、それによって、大切な腸内細菌叢の生存の場、つまり環境を汚染してしまっているのです。このような食生活が腸内細菌叢に対していかに無慈悲な行為であるか、真剣に考えていただきたいのです。

しかし、それは腸内細菌叢だけではなく結局人体に対しても悪い影響をおよぼす行為ともなっているのです。美食・飽食のために不消化物が腸管内で渋滞して腐敗し、有害な物質が発生することにより、当然のことながら、有害菌と言われる悪玉の腸内菌が繁殖しはじめるでしょう。それが原因となっていろいろな病気の芽が出てくるわけです。

してみると、健康であるためには、腸内細菌叢もまた健全なものであらねばなりません。その生存を可能にする条件に少食が含まれているのです。

一九九六年五月岡山県の邑久《おく》町で、あのO-157菌による感染症が発生しましたが、小学校の生徒四八九人は皆同じ給食内容のものを食べて、その中の二三五人が発病したわけです。残りの二五四人は、同じものを食べたにもかかわらず発病を免れておりますが、これなども、生徒達の腸内細菌叢が、発病するかしないかに大きく関係しているのではないかと考えられます。

## (2) 六〇兆の人体細胞への愛

次は人体細胞に対する、少食の影響を考えてみましょう。少食によって完全に消化吸収された各種栄養素は、六〇兆とも言われる人体細胞に供給されることにより、それぞれの細胞組織も生き生きと働き、百パーセントその生命力を発揮することができるでしょう。ところが、もし過食して、おびただしい栄養物が体内に吸収されると、各臓器はこれらの余剰栄養物の処理に追われて、過労に陥ってしまいます。その結果、外へ向かって発揮されるべき生命力を、過剰栄養物の処理に使わなければならなくなり、たいへんなエネルギーを消費することになってしまいます。

筆者も若い頃、大飯を食べて寝るという悪い習慣があったため、朝早く起きることができなくなり、無理をして起きてきても、身体がだるくて、満足な仕事ができず、たいへん効率の悪い一日を過ごしていました。このような苦い経験を何回もくり返していただけに、全身の細胞組織に対して、何と無慈悲な行為をしてきたことかと慚愧の思いで一杯です。

しかし、世間には、このような無慈悲な行為を相変わらず続けている方がいかに多いことでしょうか。過食のために、各臓器はその処理に追われ、それでもまだ処理し切れないものですから、汚れた血液がそのまま全身を循環することになります。こうして、各臓器や組織に供給されるのですから、細胞たちにとってみれば実に迷惑なことでしょう。

だから、少食によって全身の細胞に清浄な血液を供給してやり、各細胞が本来の働きをフルに発揮できるようにしてやることが立派な愛の行為であると言えましょう。

## (3) 難民を救う少食

次に強調しておきたいことは、少食によって節約した食糧で、飢餓に瀕している世界の各地の人達を、救ってあげることができるではないかということです。

現在、アジア・アフリカ諸国などでは、何億という大勢の人々が食糧不足で飢えております。

時々新聞やテレビなどで、飢えのために痩せ細って、骨と皮だけのようになった痛ましい人達の姿が伝えられますが、本当にその哀れな状態は正視できないほどであります。〝地球村〟という小さな惑星の上に住む同じ人間でありながら、一方では過剰の栄養で病人が続出し、他方では飢餓のために命を失ってゆくのです。私達は何とかして、一日も早くこのような不平等を根本的に解決すべく、努力しなければなりませんが、さし当って直ちに行なえる救助策として、一食献上の供養を先進国の模範として、まずこの日本人の有志達が実行に移すことを提案したいのであります。

このことはすでに、他の宗教団体などでも行なわれており、供養として出される食糧や金銭も少なからぬ額に上っております。毎日いただく三杯のご飯を二杯に控え、残りの一杯を飢えに苦しむ人達へ供養に回す。何と美しい愛の姿ではありませんか、しかも三杯の飯を二杯に控えたものも、その少食によって、一層健康になってゆけるとすれば、これほど素晴らしいことはないでしょう。

（4）少食で福祉充実

最後は少食によって、国家の財政面も一挙に豊かになるということを強調しておきたいと思います。

今、仮に一億の日本人が、毎週一回の一日断食を実行するとしましょう。一日の食費を平均一人二〇〇〇円と仮定して、一億人で二〇〇〇億となりますから、二〇〇〇億円の食費が節約できることになります。

この一日断食を毎週一回、一年間では約五二回行なうことで、年間約一〇兆円の節約が可能となるわけです。この額は実に、現在実施されている消費税（五％）によって得られる額よりも大きいのです。

一日断食というと笑う人も少なくないでしょうが、このような考えを持っている政治家にインドネシアのハビビ大統領がおられます。

ハビビ大統領は昨年（一九九八年）七月五日、イスラム教の教祖マホメットの誕生日祝いの席上で、各国の来賓者達を前にして大講演を行ないました。その中で「インドネシアの人口二億人の七五パーセントにあたる一億五〇〇〇万の人々は、毎週月曜日と木曜日に一日断食を実行していただきたい」との思い切った提案をされたのです。

すると、会場の中から、割れるような相手が起ったということです。

インドネシアでは、一九九八年度の米の生産が予想通りにはかどらず、そのため一年間に三二〇万トンの米を輸入しなければならない状態になっているそうです。そこでもし、一億五〇〇〇万の国民が毎週月曜日と木曜日に一日断食を行なうならば、それだけで年間約三〇〇万トンの米が節約できることになり、米を輸入する必要がなくなるというわけです。これは、ハビビ大統領が若い頃から、毎週月曜日と木曜日に一日断食を行なってきたその体験から出てきた話で、決して空論ではないのです。またこの一日断食が自分自身の健康増進にたいへん役立っていることを知った上での提案であったのです。

甲田医院でも、患者さん達によく毎週一回の一日断食をすすめてきましたが、この一日断食を真面目に実行している人の数が続々と増えております。その人達はほとんど皆、一年、二年と経つうちに、見違えるほど元気な姿に変わってしまうのです。この事実に、筆者自身も驚いている次第です。したがって、もし、日本も一億の人々が毎週一回の一日断食を実行されるならば、病人がこの社会から激減するに違いないと確信しております。

差し当って、肥満症や糖尿病あるいは高血圧症などで困っておられる人には、ぜひともこの一日断食をやっていただきたいと思います。

さらにまた、毎日食べる「おやつ」を控えていただくことも提案しておきたいと思います。この日本の社会で、今一人平均どれほどのおやつ代が使われているか、明らかではありませんが、コーヒーや果物なども含め仮りに一日四〇〇円前後と見積り、それを半分に節約すると二〇〇円となります。もし一億人が、この「おやつを控えるキャンペーン」に参加されるならば、年間約七兆円が節約できることになります。したがって、毎週一回の一日断食によって節約できる一〇兆円と合計すると、なんと一七兆円という莫大な金額が浮いてくるわけです。しかも、一日断食とおやつの節約によって、病人の数も激減し、医療費もまた大幅な節約が可能になると信じて疑いません。

さらに朝食抜きという一日断食を一億の日本人が実行すれば、これまた莫大な食費が節約できるのです。朝食の費用が三五二円という統計調査もありますから、計算では一日に三五二億円、年間で実に一三兆円の食費が節約できることとなります。

したがって、おやつ、一日断食、それに朝食抜きの半日断食による食費の節約は、ざっと見積もって三〇兆円になるのです。

現在、日本の医療費は年間三〇兆一九〇〇億円（一九九九年度）となっており、これは八一兆円の日本の財政にとっては、大きな負担となっているのです。この医療費の膨張をいかに抑えるかに、政治家達も頭を悩ましておられるわけですが、その対策の一案として、筆者の提案もぜひ参考にしていただきたいと念願して止みません。

### （5）地球への愛

文明の進歩にともなって、世界人口も飛躍的に増えてきた結果、世界各国が食糧増産の問題で頭を悩ましていることは、すでに述べておきました。この食糧増産を目的とする開発が北極から南極に至るまでのあらゆるところで進められております。

食糧の大量生産を可能にするための機械化や、エネルギーの消費などによって、地球の資源も容赦なく掘り起こされ、使われておりますが、この地球の資源が無尽蔵ではないということが、最近になって本当によくわかってきました。人口衛星の飛び交う上空から、母なる大地である地球を眺めてみると、今まで無限大のように思われたこの地球が、案外小さな惑星の一つであることを実感できるようになったからです。

この愛すべき「母なる大地」が今まで四〇億年もの間大事に蓄えてきた大切な資源を無造作に使ってしまうことは極力避けたいものです。今のようにいろいろな資源が乱用されることで地球も泣いているのではないでしょうか。ある学者には、人類が地球にとっては「ガン細胞」ではないかとまで言われているのです。

したがって地球を愛するのであれば、まず皆さんが少食を実行し、なるべく簡素な生活を旨とした「新しい文化」を二十一世紀から建設してゆくことではないでしょうか。

以上、少食は愛と慈悲の思想に通ずるものとして、その代表的な例を五つ挙げてみました。まだまだこの他にも、少食と愛の問題を論ずべき例話はありますが、一応これまでとしておきます。

## 2　教育の原点

これまで書いてきたような言わば「思想」の転換を、実は教育の中で徹底して行なう必要があると思います。それにはまず、食べものの「いのち」に対する感謝の念を教えることから始めるべきです。

「私達は、毎日いただく動・植物の『いのち』によって生かされているのだ」とはっきり認識して成長する子供達は、成人してからも無駄な殺生をする暴食・暴飲を平気でできないようになるはずです。このような人達であってこそ、本当に少食をも実行することができるようになるのです。少食という厳しい食事療法は、たしかに狭い門で、いかにそれが健康の面で良いとわかっていても、実際にそれを行なうことは難しいものなのです。したがって、動・植物の「いのち」をいただいて生かされているのだという感謝の気持ちが、食事をするたびに強く湧き上がってくるようでなかったら、厳しい少食をいつまでも続けることはできないでしょう。

そのためには、家庭での食事の際に、家族全員が感謝合掌のお祈りを捧げるという習慣を作られるようおすすめしておきます。お祈りの内容は、いろいろと考えられるでしょうが、たとえば永平寺の雲水さん達が唱えておられる「五観の偈」はいかがでしょうか（次ページ表27を参照）。学校では食事の際に先生も生徒も全員が感謝合掌していただくという習慣を徹底してほしいと思います。

また学校で使われる教材の中には、江戸時代末期の観相家、水野南北氏が遺された素晴らしい名言「食は命なり」の一文を使っていただきたいのです。子供達に「その人の食事内容いかんが、その人の健康のみならず、運命までも左右するほどの大きな影響をおよぼすものである」ことを幼ない頃から教え込んでもらいたいものです。

断食をして、飢えた後にいただく「おもゆ」や「おかゆ」のありがたさは、実行した者でないとわからないでしょうから、子供達に食事のありがたさを身体で教え込むには、この断食が

### 表27　五観の偈

1．１つには、功の多少を計り彼の来処を量る。これからいただく食事が、このお膳に乗せられるまでに、どれだけ大勢の人達の手を経てきたかということを考え、その人達の苦労に対し、心から感謝する。更に、これらの食物を育んでくれた日光・空気・土・水などの自然の恩恵にも感謝する。

2．２つには、己が徳行の全欠を忖って供に応ず。この食事をいただく自分は、どれだけ人のお役に立つようなことをしてきたか、果して本当に、この食事をお受けする資格があるだろうかと、よく反省してみる。

3．３つには、心を防ぎ過を離るるは貪等を宗とす。
　私達は食事に際し、ついより好みし、おいしいものはもっとほしいと貪り心を起こし、味のないものには愚痴を言ったり、腹を立てたりする。この貪瞋痴の三毒で、ついに地獄・餓鬼・畜生の三悪道に陥ってしまうものであることをよく反省する。

4．４つには、正に良薬を事とするは形枯を療ぜんがためなり。
　これからいただく食事は飢えや渇きをいやし、肉体が枯死しないための良薬として考えればよい。そうすれば貪りの心や愚痴・瞋りの心も起こる筈がない。

5．５つには、成道の為の故に、今此の食を受く。
　私達が食事をいただく最終の目的は成道せんがためである。即ち、まことの道を成し遂げるために食事をいただくのであって、決して食わんがためではないのである。

最も有効であると思います。断食を何回も経験した人達には、食べものを粗末にするような者はいないからです。したがって「いのち」の大切さをよく身につけて進学させる目的で、入学試験には断食を必修課目とするのがよいと思います。たとえば、小学校一年生に入学する時には、全員一日断食を経験させる、また中学校へ入る時は一週間の断食、高校入試の際には一〇日間、大学入試では二週間といった断食行を課するようにしてみてはどうでしょうか。

　この断食行の中で、現代の豊かな文化生活の中で失われつつある忍耐力を復活し、また、食べものの「いのち」を本当に大切にする習慣ができると思います。

また、先に書いた通り、断食中に増える人体内のケトン体、特にβ-ヒドロキシ酪酸が、頭脳を明晰にする作用もあるのではないかということが、最近の研究で少し明らかになってきておりますので、もう一度念のため申し添えておきます。

以上のごとき教育内容の改革によって、子供から大人まで全員の意識を根本的に変えてしまうことが、今私達に求められているのです。こうして、すべての「いのち」を粗末にしないという平等思想が徹底した時こそ、現在人類が迎えている環境汚染の根本的な解決も、可能になるものと信じて疑いません。

同時に社会的な教育の一例として、テレビなど放映内容を一新する必要もあります。最近の調査によると、高校生達は平均してほとんど毎日三時間もテレビを見ているというではありませんか。したがって、これを上手に利用すれば、一般市民にとっても、立派な教育の場が提供されることになるのです。さし当って望みたいのは、テレビのニュースを報道される前に、各アナウンサーが必ず次のようなお祈りをしていただきたいのです。すなわち、

世界人類が平和でありますように、

すべての「いのち」の天命が全うされますように。

このお祈りの念波が、地球上に一杯になるようにすることによって、人類の運命も変わるも

のと信じて疑いません。またこのお祈りの言葉は、たとえどの宗教を信じておられる人も、さらに無神論者も、決して反対されないはずです。

以上のごとくテレビを通して、各家庭からすべての「いのち」が共存共栄できますようにとのお祈りの〝念波〟が日夜流れ出すようにしようではありませんか。

そして、毎年の大晦日には、一年間の反省と身体の大掃除を行なう目的で一日断食をするということを、国民の行事として定着させるようにしようではありませんか。家や自動車などのお掃除はしても、肝腎の「神の宮」である心身のお掃除をしないで元日を迎えるというのは、どうしても理解しがたいことです。

またこれからぜひやらねばならない国策としては、地球環境大学の設立でありましょう。さらにまた地球環境高等学校、中学校もそれに続いて設立しなければなりますまい。これらの学校で「いのち」の大切さを徹底して教え込むわけです。こういった教育を受けた若者達が「二十一世紀の地球環境浄化」という大きな使命を、立派に遂行するに違いないと期待しているわけです。

こうして従来からの差別思想を、根底から変革させる試みが、一日も早く実現するよう願ってやみません。

## 3　宗教家の原点

次は宗教家と少食の問題について少し述べてみたいと思います。

仏教やキリスト教、イスラム教をはじめ他の諸々の宗教を信じ、キリストや釈尊が遺された愛の教えや、慈悲の教えを、広く地球上のすべての民衆に普及するため日夜努力しておられる宗教家にとって、愛と慈悲の具体的表現である少食は、必ず修行の原点となるはずです。

これについては、禅宗の道元禅師を祖とする曹洞宗の本山永平寺において、有名な「典座教訓」の中にある厳格な食事作法を守り、修行に励んでおられる雲水達の姿が、私達にとってたいへん参考になる教訓であります。永平寺では、仏道の修行が、厳格な食事作法を抜きにしては成り立たないとまで言われてきたのです。

願わくばこの際、宗教家が合同して、世界平和のために、少食実行の宣言を行なっていただきたいのです。このような毅然たる姿で、民衆に模範を垂れ給うことは、美食・飽食で乱れた大衆の魂を教化する最大の力となるのではないでしょうか。どうか、よろしくお願い申し上げる次第です。

# あとがき

筆者は若い時から、慢性胃腸病をはじめ慢性肝炎、胆嚢胆道炎などの大病をくり返し、大学を卒業するまでに同級生より五年も遅れてしまい、一時は前途に絶望することもありました。しかし幸いにして断食療法と西式健康法によって、活路を見出すことができたのであります。そのため医学部卒業後も、断食療法の実践と研究に打ち込むことになったわけです。そして開業以来、甲田医院では患者さん達の要望に応じて、西式健康法を基本とした断食療法、玄米少食療法を応用するという特殊な治療法を続けてきました。

その結果、現代医学では難治とされているいろいろな疾患にも注目に価すると思われる程の好成績が認められたのであります。

これらの臨床経験の中で、宿便の渋滞が「万病の元」であることを痛感するようになりましたが、この宿便の存在とその影響については現代医学界であまり問題とされておりません。

これでは、どうして病気を根本的に治すことができるのかとの思いから、本書において宿便の問題を詳しく説明することにしました。また、宿便とはどのようなものであるかという「定義」を筆者流に掲げておいたわけです。

この宿便の研究からさらに進んで、宿便の停滞する条件を提供する、腸管の変形（腸管が延びて垂れ下がり、癒着が各所に起こり、その場所で捻れたり、狭窄を起こす等々の変形）と、腸管が横に膨らみ、蠕動運動が鈍くなること（腸マヒ）が、各種疾患を招来する根本的原因となっていることを知るに至ったのであります。つまり、腸管の変形こそが万病の元ということができるでしょう。

この変形した腸管を元の正常な形状に戻すことなしに、いかなる疾患も根本的に治すことはできないことを知って欲しいのです。

ところが、この宿便の停滞によって各種の有害物質が産生され、その結果出てくる症状を、ただ対症療法的に治療しているのが現状であります。これでは適確な治療のできるはずがありません。

最近はしかし「腸内環境の汚染」について注目しはじめた専門家も増えてきましたが、単に腸を一時的にきれいにしただけでは病気は根治しないということに、まだ気がついておらないのです。もう一歩進んで、長く延びたり、横に膨らんだりした腸管を元の正常な形に戻してこそ、病気の根本的な治癒があるのだということを早く知る必要があるわけです。

さて、それでは変形した腸管を元の正常な形に戻すのには、どうすればよいのか？　という問題について、少食療法（少食健康法）と断食療法によって解決するということを強調しておくことに致しました。

私は自らの体験はもちろん、患者さん達の数多くの臨床例から「少食が健康の原点である」という真理の一斑がわかり、そして果して人間はどこまで少食になれるかという問題をこれまで追求してきました。こうして少食療法の研究が進んでゆく中で、「生菜食」という一風変わった特殊な少食生活に辿りつくことになったわけです。この「生菜食」では、従来の栄養学の常識では到底考えられないような少食でも、元気に生活してゆくことができるのを知って驚嘆した次第です。

昔から「少食に病いなし」と言われてきたのは実はこのためであります。

その結果、現代栄養学の常識であるカロリー学説が必ずしも絶対的なものではないということもわかってきました。

こういった少食が実は、動・植物の「いのち」をなるべく殺生しないという、愛と慈悲の具体的表現であるとわかって、宇宙の神の深遠なはからいに驚嘆することになるのです。「人類が幸せな運命を全うするためには、各人が愛と慈悲を実行することである」と釈尊やキリストが教えておられますが、それが食生活においては少食を守るということであったわけです。

したがって、人類が今後進化する道の中で、この地球を愛と慈悲の想いで一杯にすることを目的とするなら、少食への道こそが未来の人類にとって食生活の基本とすべきものになるはずではありませんか。

最近になって、新聞や雑誌などで「共生」という文字がよく見受けられるようになりました。

これは環境破壊が加速度的に進み、その中で多くの動・植物が絶滅の危機に瀕していることを知った人達が「人類独尊」という人間本位の差別思想に対して、すべての「いのち」と共存共栄の道を歩むべきであるとの反省から出てきた新しい世界観であります。今後はすべての人々がこの「共生」という真の平等思想に立脚した生き方を問われる時代になるでしょうが、それならば、なるべく動・植物の「いのち」を殺生しないという「少食主義」への提唱をなぜなさらないのか？　これがたいへん不思議ではありませんか。

たとえば本書においても触れておきましたように、「少食」の実行で人類は将来の食糧危機をも克服できるということです。さらにまた、環境問題を解決する上においても、少食の果たす役割りは想像以上に大きいと確信しているのです。

しかし、少食の普及という問題になると、これはいろいろな方面から手厳しい反対があることが予想され、そんな大障壁を乗り越えなければならないでしょう。それは「いのち」よりも経済の方が優先するという逆様の社会を、「いのち」優先の正しい社会へとひっくり返す大事業でありますから、これは国をあげての世直し運動となるためです。この大事業を見事に成功させるためにはたとえば「少食党」のようなものの結成が必要であるとも考えています。

政治的手腕皆無の筆者に代わって、この大問題を解決する大政治家の出現をも切望して止まないところであります。

また将来的には、貪欲で意志の弱い凡夫でも、少食がもっと容易に実行できる方法を考案し、それを作り出す必要があると考えています。その一手段として、筆者は人工の食品を開発することを提案したいのです。

たとえば人工の寿司、人工のカレー、人工の白米飯等々です。これらの人工食品は味だけは本物の食品とほとんど変わらないほどにおいしく、しかし消化吸収は全くされず、したがって栄養価は0です。そしていつまで経っても腐らないようにつくってあります。このような人工食品の中から自分の食べたいと思うものを選んで、それで満足することができます。

一方、実際の栄養補給はコップ一杯の青汁だけで済ます。あるいはもっとほかの少食向きに開発されたものをいただくという方法を考えればよいのです。以上のごとき人工食品の開発ができたなら、将来的には必需品としてたいへん重宝視されるようになるでしょう。この人工食品は、少食が健康長寿の秘訣だとわかってくるにつれて、その需要が急増するのではないでしょうか。

それとも未来の人類は、食欲を自由にコントロールできる、もっと他の素晴らしい方法を考え出すでしょうか。筆者はそれを切に期待しているわけです。

最後になりましたが、筆者の提唱する「少食主義」に全面的に賛成し、その普及に協力して下さっている八尾健康会館友の会（会長、幸谷友子先生）や生菜食研究会（会長、黒瀬朝子女史）、新栄養学研究会（会長、井上太郎先生）すこやかな子どもを育てる勉強会（会長、吉永富美子先生）、それに、日本綜合医学会（会長、沼田勇先生）の皆様に心から感謝申し上げます。

# 参考文献


(1) 暉峻淑子：豊かさとは何か、岩波新書、一九八九年
(2) 石弘之：地球環境報告、岩波新書、一九八八年
(3) ワールドウォッチ：地球白書、ダイヤモンド社、一九八八年
(4) 京都フォーラム編（座長、清水栄）：地球環境誌上フォーラム、京都フォーラム、一九九二年
(5) 太田竜：エコロジー教育学、新泉社、一九八八年
(6) 太田竜：たべもの学、緑光出版、一九八七年
(7) 沼田勇：病は食から、農文協、一九七七年
(8) 丸山博：いのちと食、せせらぎ出版、一九八四年
(9) 丸山博：丸山博著作集、農文協、一九九〇年
(10) 古守豊甫：長寿村棡原、三瀧社、一九七五年
(11) 武者宗一郎：恐るべき食品汚染、講談社、一九七六年
(12) 槌田劭、小椋純一：共生の環境生物学、さと書房、一九八九年
(13) 竹熊宜孝：土からの医療、柏樹社、一九八六年
(14) 竹熊宜孝：鍬と聴診器、柏樹社、一九八六年
(15) 小牧久時：絶対平和への四段階、生物農業研究所、一九八六年

(16) 間違いだらけの有機農法、文理書院、一九八六年
(17) 光岡知足：腸内細菌の話、岩波新書、一九七八年
(18) 新谷弘実：胃腸は語る、弘文堂、一九九八年
(19) バーナード・ジェンセン著、月村澄枝訳：汚れた腸が病気をつくる、ダイナミック・セラーズ出版、一九九八年
(20) 池見酉次郎：いのちをふまえた健康学、アーユルヴェーダ研究、26：4、一九九六年
(21) 平松啓一：抗生物質が効かない、集英社、一九九九年
(22) 水野南北：南北相法極意、修身録、人間医学社、一九五八年
(23) 久保田展弘：週末断食、マガジンハウス、一九九八年
(24) 甲田光雄：断食・少食健康法、春秋法、一九八〇年
(25) 甲田光雄監修、生菜食研究会編：生菜食健康法、春秋社、一九八四年
(26) 甲田光雄：少食が健康の原点、たま出版、一九九一年
(27) 甲田光雄：驚異の超少食療法、春秋社、一九九五年
(28) 甲田光雄：アトピーは必らず克服できる、東方出版、一九九七年
(29) 明石陽一：少食のすすめ、創元社、一九七六年
(30) 杉尾敏明：少食健康法、創元社、一九八三年
(31) 西勝造：健康生活大全、西会本部、一九七〇年
(32) 西勝造：西医学健康原理実践宝典、西会本部、一九七八年
(33) レスター・ブラウン著、小島慶三訳：飢餓の世紀、ダイヤモンド社、一九九五年

(34) 伊藤漸：胃は悩んでいる、岩波新書、一九九七年
(35) 船瀬俊介：温暖化の衝撃(超食糧危機が来る)、三一書房、一九九七年
(36) 高木善之・船井幸雄：「地球村」に生きる、ビジネス社、一九九五年
(37) シーア・コルボーン、ダイアン・ダマノスキ、ジョン・マイヤース著、長尾力訳：奪われし未来、翔泳社、一九九七年
(38) 山崎えり子：節約のススメ、飛鳥新社、一九九八年
(39) 中南元：ダイオキシン・ファミリー、北斗出版、一九九九年
(40) 森下敬一：肉食亡国論、国際自然医学会、一九七二年
(41) デボラ・キャドバリー著、井口泰泉、古草秀子訳：メス化する自然、集英社、一九九八年
(42) 槌田劭：共生の時代、樹心社、一九九〇年
(43) 槌田劭：自立と共生、樹心社、一九九四年
(44) 山本貴美子：食料危機迫る、福来出版、一九九八年
(45) 萩原葉子：ダンスで越えた私の人生、海竜社、一九九八年
(46) 西丸震哉：滅びの大予言、三五館、一九九八年
(47) 小林博：がんの予防(新版)、岩波新書、一九九八年

甲田光雄（こうだ みつお）
1924年、東大阪市に生まれる。大阪大学医学部卒。元日本綜合医学会会長。医学博士。中学・陸軍士官学校以来病弱なため、しばしば休学を繰り返す。その間現代医学の治療を続けながら回復せず絶望を感じ、西式健康法、断食療法、生菜食健康法など自然医学の研究に向かう。それらを応用したユニークな健康指導医として、現代医学では、難治とされる種々の疾患に対して多くの治験例を挙げたことで評価を得ている。2008年、逝去。
著書に『断食療法の科学』『断食・少食健康法』『あなたの少食が世界を救う』『断食療法50年で見えてきたもの』（以上、すべて春秋社）など多数。

あなたの少食が世界を救う

1999年11月30日　初　版第1刷発行
2017年10月25日　新装版第1刷発行

著者――――甲田光雄
発行者――――澤畑吉和
発行所――――株式会社 春秋社
〒101-0021 東京都千代田区外神田2-18-6
電話　03-3255-9611
振替　00180-6-24861
http://www.shunjusha.co.jp/
印刷――――株式会社 ダイトー
製本――――根本製本 株式会社
装幀――――鈴木伸弘


Printed in Japan, Shunjusha
ISBN978-4-393-71408-9
定価はカバー等に表示してあります

甲田光雄の本〈新装版〉

## 生菜食健康法

著者自ら実践し、慢性病を克服した生菜食健康法。現代医学や栄養学を問い直しその理論と効用を明かす。療法による驚くべき体質改善、難病克服の二十二名の治験記録も付す。　一八〇〇円

## 断食・少食健康法

健康法で著名な医学博士が勧める断食・少食健康法。本書はその豊富な治験例を踏まえその効用と成果を明かす。また、その根底にある宗教・医学の合一を示唆する。　一八〇〇円

## あなたの少食が世界を救う

断食・少食健康法、生菜食健康法の研究と実践で名高い著者が、世界が直面する食糧不足、環境破壊、エネルギー不足などの諸問題の解決は、「少食」であると説く。　一八〇〇円